糖尿病ケア 別冊
The Japanese Journal of Diabetic Caring

オールカラー

新人スタッフ 必携!

糖尿病の
病態生理・
療養指導

Q&A **80**

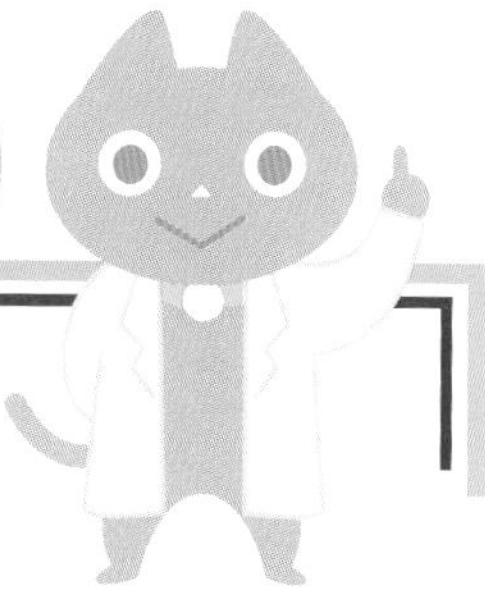

編集

新潟薬科大学薬学部臨床薬学研究室教授
朝倉俊成

原内科クリニック／京都大学大学院医学研究科／
糖尿病看護認定看護師
水野美華

MC メディカ出版

‖ 編集にあたって ‖

　日常臨床では、糖尿病患者とのかかわりのなかで疑問・質問を投げかけられることが多くあります。本書では、患者に聞かれる「なぜ？」「どうして？」という素朴な疑問をはじめ、新人スタッフが日常で出会うハテナや読者の方々から問い合わせの多い質問など、糖尿病にかかわる医療者がおさえておきたい病態生理・療養指導の基礎知識について　Q&A　形式でご紹介します。

　本書が、読者のみなさんのハテナを解決し、患者のよりよい療養生活の一助となれば幸いです。

2020 年 1 月

新潟薬科大学薬学部臨床薬学研究室教授

朝倉俊成

　『糖尿病ケア』14 巻（2017 年）10 号・11 号で掲載した特集「カンタン 1 ページ解説で病態生理がわかる 糖尿病患者の体のフシギ Q&A40」と「カンタン 1 ページ解説で患者指導のお悩み解決！ 糖尿病治療とケアのギモン Q&A40」を糖尿病ケア別冊としてまとめました。新人スタッフでも手に取ってもらいやすいよう、病態生理と療養指導について、コンパクトに図解を用いながら解説しています。さらに、患者向けの○× クイズはダウンロードして糖尿病教室などで使っていただけるようになっています。療養指導にお役立ていただければ幸いです。

2020 年 1 月

原内科クリニック／京都大学大学院医学研究科／糖尿病看護認定看護師

水野美華

糖尿病の

病態生理・療養指導 Q&A 80

新人スタッフ 必携!

C O N T E N T S

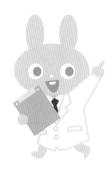

編集・執筆者一覧

▌編集（50音順）

朝倉俊成 あさくら・としなり　新潟薬科大学 薬学部 臨床薬学研究室 教授

水野美華 みずの・みか　原内科クリニック／京都大学大学院医学研究科／糖尿病看護認定看護師

▌執筆者（50音順）

赤井裕輝 あかい・ひろあき　東北医科薬科大学 糖尿病代謝内科 教授
　　●第3章Q27〜Q29 第9章Q27〜Q29

五十嵐智雄 いがらし・ともお　新潟医療センター 内分泌・糖尿病内科 部長
　　●第3章Q33〜Q36　第9章Q33〜Q36

井口真志 いぐち・まさし　名南病院 教育主任／糖尿病看護認定看護師
　　●第6章Q71〜Q73 第9章Q71〜Q73

岡田照代 おかだ・てるよ　碧南市民病院 看護部 看護師長／糖尿病看護認定看護師
　　●第4章Q41〜Q44 第9章Q41〜Q44

小川洋平 おがわ・ようへい　新潟大学医歯学総合病院 小児科
　　●第2章Q20〜Q23 第9章Q20〜Q23

小川吉司 おがわ・よしじ　青森県立中央病院 糖尿病センター センター長／副院長
　　●第3章Q30〜Q32 第9章Q30〜Q32

川畑愛子 かわばた・あいこ　野村医院 糖尿病看護認定看護師
　　●第5章Q59〜Q62 第9章Q59〜Q62

小林庸子 こばやし・ようこ　杏林大学医学部付属病院 薬剤部 科長
　　●第1章Q8〜Q11　第9章Q8〜Q11

佐伯　楓 さえき・かえで　公立昭和病院 薬剤部 主査
　　●第1章Q1〜Q3 第9章Q1〜Q3

坂根直樹 さかね・なおき　京都医療センター 臨床研究センター 予防医学研究室 室長
　　●第3章Q37〜Q40 第9章Q37〜Q40

関根智子 せきね・ともこ　医療法人糖クリ四日市糖尿病クリニック 糖尿病・内分泌内科 糖尿病看護認定看護師
　　●第5章Q48〜Q51 第9章Q48〜Q51

武田祐介 たけだ・ゆうすけ 山形大学 医学部 眼科学講座 助教
　●第3章Q24〜Q26 第9章Q24〜Q26

丹治泰裕 たんじ・やすひろ 東北医科薬科大学 糖尿病代謝内科 講師
　●第3章Q27〜Q29 第9章Q27〜Q29

中島久美子 なかしま・くみこ 名古屋大学医学部附属病院 内科外来 副看護師長／糖尿病看護認定看護師
　●第7章Q74〜Q77 第9章Q74〜Q77

中西八重子 なかにし・やえこ 医療法人糖クリすずか糖尿病クリニック 糖尿病・内分泌内科 糖尿病看護認定看護師
　●第6章Q63〜Q66 第9章Q63〜Q66

新谷哲司 にいや・てつじ 松山市民病院 内科（糖尿病・内分泌）部長
　●第2章Q16〜Q19 第9章Q16〜Q19

藤井博之 ふじい・ひろゆき 虎の門病院 薬剤部 病棟薬剤科長
　●第1章Q12〜Q15 第9章Q12〜Q15

保科好美 ほしな・よしみ イトウ内科クリニック 糖尿病看護認定看護師
　●第4章Q45〜Q47 第9章Q45〜Q47

本田一春 ほんだ・かずはる 公立昭和病院 薬剤部 部長
　●第1章Q1〜Q7　第9章Q1〜Q7

前田るみ まえだ・るみ 北医療生活協同組合北病院 外来 糖尿病看護認定看護師
　●第5章Q52〜Q55 第9章Q52〜Q55

三田貴士 みた・たかし 東北医科薬科大学 糖尿病代謝内科 助教
　●第3章Q27〜Q29 第9章Q27〜Q29

山口三恵子 やまぐち・みえこ 豊橋市民病院 東病棟9階 主任／糖尿病看護認定看護師
　●第8章Q78〜Q80 第9章Q78〜Q80

山下英俊 やました・ひでとし 山形大学 医学部 眼科学講座 教授
　●第3章Q24〜Q26 第9章Q24〜Q26

山本成実 やまもと・なるみ 伊勢赤十字病院 糖尿病・代謝内科 外来 糖尿病看護認定看護師
　●第6章Q67〜Q70 第9章Q67〜Q70

渡邊真智子 わたなべ・まちこ 名古屋セントラル病院 看護部 糖尿病看護認定看護師
　●第5章Q56〜Q58 第9章Q56〜Q58

糖尿病の病態生理

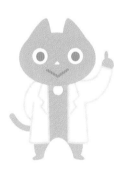

Q1

「血糖」とは何？

血液中のブドウ糖のことです。ブドウ糖は、血液の流れとともに全身へ運ばれていき、細胞に取り込まれ、生命を維持するエネルギー源となります。

1. 血液中のブドウ糖

　血糖はおもに食べ物に由来します。食事をすると、そのなかに含まれる炭水化物は、さまざまな消化酵素により分解（消化）されてブドウ糖となり、小腸の上皮細胞から体内に取り込まれ、血液中に流れ込みます。このようにして血液中に流れ込んだブドウ糖の濃度を血糖値といい、「mg/dL」という単位で表します。

　食事をすると、ブドウ糖が血液中に流れ込んで血糖値が上昇します。ブドウ糖は、全身の組織へと運ばれ、膵臓から分泌されるインスリンというホルモンのはたらきによってさまざまな細胞に取り込まれ、脳や筋肉、内臓が動いて生命を維持するエネルギー源として利用されます。余分なブドウ糖は肝臓でグリコーゲンとして蓄えられます。血糖値が低下すると、膵臓から分泌されるホルモンであるグルカゴンなどのはたらきによってグリコーゲンがブドウ糖に分解され、血液中に放出され血糖値を上げます。

2. 血糖値の種類

　血糖値には、10時間以上絶食させたあとの空腹時血糖値と、食事と採血時間の関係を問わない随時血糖値、食事開始後の食後血糖値があります。空腹時血糖値は肝臓から放出されたブドウ糖の量に由来し、食後血糖値はそのときに摂取した食事と各組織でのブドウ糖の取り込みのバランスによって決定します。血糖値は糖代謝異常があるかどうかの判定（図）[1]や、治療を行う際に確認します。

	血糖測定時間		判定区分
	空腹時	負荷後2時間	
血糖値（静脈血漿値）	126 mg/dL 以上	または　200 mg/dL 以上	糖尿病型
	糖尿病型にも正常型にも属さないもの		境界型
	110 mg/dL 未満	および　140 mg/dL 未満	正常型[注2]

注1）血糖値は、とくに記載のない場合には静脈血漿値を示す。
注2）正常型であっても1時間値が180mg/dL以上の場合は180mg/dL未満のものに比べて糖尿病に悪化する危険が高いので、境界型に準じた取り扱い（経過観察など）が必要である。また、空腹時血糖値が100〜109mg/dLは正常域ではあるが、「正常高値」とする。この集団は糖尿病への移行やOGTT時の耐糖能障害の程度からみて多様な集団であるため、OGTTを行うことが勧められる。
日本糖尿病学会糖尿病診断基準に関する調査検討委員会. 糖尿病の分類と診断基準に関する委員会報告（国際標準化対応版）. 糖尿病55, 2012, 492. より一部改変

図　空腹時血糖値[注1]および75gOGTTによる判定区分と判定基準（文献1より）

▶ 引用・参考文献

1）日本糖尿病学会 編・著. 糖尿病治療ガイド2018-2019. 東京, 文光堂, 2018, 21.

（佐伯　楓・本田一春）

Q2 「インスリン」とは何？

A

肝臓や末梢組織のブドウ糖の取り込みを亢進して、肝臓におけるブドウ糖の放出を抑制し、血糖値を下げるはたらきのあるホルモンです。

1. インスリンの産生・構造

生体内でほぼ唯一の血糖降下作用をもつインスリンは、膵臓のランゲルハンス島にある β 細胞で合成・分泌されます。インスリンは、膵臓でその前駆体であるプロインスリンから産生され、1分子のプロインスリンからインスリンとCペプチド（CPR）が1分子ずつ産生されます。産生されたインスリンとCペプチドは、ともに門脈中へと分泌されます。インスリンは肝臓や末梢組織で代謝されますが、Cペプチドは代謝されず血中を循環し、腎臓で一部代謝され、尿中に排泄されます。

体内のインスリンは、21個のアミノ酸からなるA鎖と30個のアミノ酸からなるB鎖を、イオウ原子が2か所で橋渡しをしたような形をしています。治療で使用されるインスリン製剤には、構造中のアミノ酸を入れ替えて、早く効果を発現したり、効果を長く維持したりする「インスリンアナログ」と呼ばれるものもあります。

2. インスリンの作用

インスリンは、筋肉や脂肪組織での糖の取り込みの促進、肝臓・筋肉でのグリコーゲンの合成促進、肝臓での糖新生の抑制、脂肪組織での脂肪合成の促進などにより、血糖値を下げるはたらきをします。このようなインスリンの作用によって、血糖値を一定範囲内に保ちます。

インスリンの分泌には、食後急激に上昇する血糖値を抑えるために分泌される「追加分泌」と、血糖値を上昇させるホルモンを抑えるために、1日中一定量で分泌されている「基礎分泌」の2種類があります（図）。

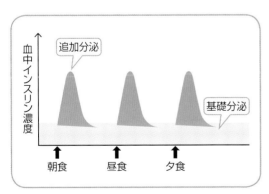

図 追加分泌と基礎分泌

引用・参考文献

1) 日本糖尿病学会 編・著. 糖尿病治療ガイド2018-2019. 東京, 文光堂, 2018, 128p.
2) 日本糖尿病療養指導士認定機構編・著. 糖尿病療養指導ガイドブック2019. 東京, メディカルレビュー社, 2019, 260p.

（佐伯　楓・本田一春）

糖尿病とはどんな病気？

A インスリンの作用不足によって起こる、慢性の高血糖状態を主とする糖代謝異常のことです。

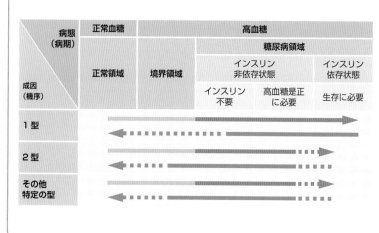

病態 （病期）	正常血糖	高血糖		
			糖尿病領域	
			インスリン 非依存状態	インスリン 依存状態
成因 （機序）	正常領域	境界領域	インスリン 不要	高血糖是正 に必要	生存に必要
1 型					
2 型					
その他 特定の型					

右向きの矢印は糖代謝異常の悪化（糖尿病の発症を含む）を表す。矢印の線のうち、▬■■▬■■の部分は、「糖尿病」と呼ぶ状態を示す。左向きの矢印は糖代謝異常の改善を示す。矢印の線のうち、破線部分は頻度の少ない事象を示す。例えば2型糖尿病でも、感染時にケトアシドーシスに至り、救命のために一時的にインスリン治療を必要とする場合もある。また、糖尿病がいったん発病した場合は、糖代謝が改善しても糖尿病とみなして取り扱うという観点から、左向きの矢印は塗りつぶした線で表した。その場合、糖代謝が完全に正常化するに至ることは多くないので、破線で表した。

図 糖尿病における成因（発症機序）と病態（病期）の概念（文献1 p.489より改変）

　糖尿病は、インスリン分泌低下とインスリン抵抗性によって、正常な細胞内への糖の取り込みが阻害され、慢性的な高血糖状態となる病気です。糖尿病の個々の症例は、成因（発症機序）と病態（病期）の両面でとらえると理解しやすいでしょう。図[1]の右向きの矢印は糖代謝異常の悪化、左向きの矢印は改善を示し、矢印の色が濃い部分は「糖尿病」と呼ぶ状態を表します。破線の部分は頻度が少ない事象を示します。

　高い血糖値が続くと、特徴のある症状（口渇、多飲、多尿など）を呈しますが、初期は自覚症状が少なく、患者さん本人は病識をもたない場合が多いです。高血糖の持続は血管を障害し、多くの合併症をひき起こします。小さい血管ほど障害されやすく、細小血管症の神経障害、網膜症、腎症が三大合併症と呼ばれています。また大血管症として、虚血性心疾患、脳梗塞などの死に至る病気の発症リスクも上昇します。

▶引用・参考文献◀

1）日本糖尿病学会. 糖尿病の分類と診断基準に関する委員会報告（国際標準化対応版）. 糖尿病. 55（7），2012, 485-504.

（佐伯　楓・本田一春）

Q4

糖尿病では インスリンの分泌量が 減少するって本当？

A

糖尿病では病気の進行に伴い、徐々にインスリンの追加分泌、基礎分泌の量が低下します。

1. インスリン分泌量の変化

インスリンの分泌には、食後急激に上昇する血糖値を抑えるために分泌される「追加分泌」と、血糖値を上昇させるホルモンを抑えるために、1日中一定量で分泌されている「基礎分泌」があります。

1型糖尿病は通常、急激に発症することが多く、膵β細胞の破壊によって追加分泌、基礎分泌とも低下し、絶対的なインスリン分泌不足となります。

2型糖尿病は、過食や運動不足、肥満などの環境要因に、インスリン分泌低下やインスリン抵抗性などの複数の遺伝要因が加わり発症します。2型糖尿病は、まず発症初期の段階で食後の血糖に対するインスリンの反応が鈍くなり、徐々に追加分泌が低下し、食後高血糖が認めら

れます。さらに糖尿病が進行して膵β細胞が障害を受けると基礎分泌も低下し、空腹時血糖値も上昇していきます。

そのほかの糖尿病として、急性・慢性膵炎、膵臓がんなど膵臓の疾患が成因となる膵性糖尿病でもインスリン分泌量が低下することがあります。

2. 評価と治療

インスリン分泌能を評価する臨床検査は、経口ブドウ糖負荷試験（OGTT）、グルカゴン負荷試験、24時間尿中Cペプチド排泄量などがあり、血中インスリン値や血中・尿中Cペプチド値を測定することで、インスリン分泌能が評価できます（**表**）。インスリン作用不足の程度は患者さんによってさまざまですが、個々の患者さんのライフスタイルやインスリンの分泌量に合った糖尿病薬の選択が必要になります。

表 Cペプチド値によるインスリン分泌能の評価

- Cペプチドとは、プロインスリンが膵β細胞内で切断され、インスリンと等モルで分泌されるペプチドである。
- 空腹時血中Cペプチド値0.6ng/mL未満、24時間尿中Cペプチド排泄量20μg/日未満ではインスリン依存状態の可能性が高い。

引用・参考文献

1）日本糖尿病学会 編・著. 糖尿病治療ガイド2018-2019. 東京, 文光堂, 2018, 128p.

（本田一春）

Q5

糖尿病ではインスリンが効かなくなるって本当？

A

インスリンが分泌されているにもかかわらず、インスリンが効きにくい状態となることがあります。

1. インスリン抵抗性とは

「インスリン抵抗性」は、インスリンが分泌されているにもかかわらず、肝臓や筋肉、脂肪細胞などでインスリンが効率よくはたらかなくなった状態のことをいいます。その結果、食後の血糖値が上昇して、膵臓からインスリンが分泌されても、肝臓や筋肉が血液中のブドウ糖をうまく取り込めないため、血糖値が下がらず高血糖の状態になってしまいます。高血糖の状態が続くと、膵臓はさらにインスリンを分泌しようとするため、膵臓が疲弊してしまい、結果的にインスリン分泌低下をもたらします。

2. 出現の原因

インスリン抵抗性が起こる原因は、おもに肥満、運動不足、不適切な食習慣（過食、高脂肪食など）、そのほかストレスや妊娠、遺伝など

があげられます。とくに高齢者では加齢に伴い、体脂肪率の増加、運動能力の低下、筋肉量の減少などによりインスリン抵抗性が亢進している患者さんが多いです。また、腎機能悪化に伴ってインスリン抵抗性が増強することがあります。

3. 影響と検査・治療

インスリン抵抗性は、血糖値を上昇させるだけでなく、脂質異常や血圧上昇をひき起こし、動脈硬化の進行につながるといわれています。インスリン抵抗性を評価できる臨床検査として、空腹時血糖値と空腹時インスリン値で算出できるHOMA-IRは簡便でよく用いられています（**表**）。インスリン抵抗性を改善するためには、必要に応じてインスリン抵抗性改善薬を使用しますが、何より適切な食事・運動療法を行うことが大切です。

表 HOMA-IRによるインスリン抵抗性の評価

HOMA-IR＝空腹時インスリン値（μU/mL）×空腹時血糖値（mg/dL）÷405

• この値が1.6以下で正常、2.5以上でインスリン抵抗性がある可能性が高い。

▶ 引用・参考文献 ◀

1) 日本糖尿病学会 編・著. 糖尿病治療ガイド2018-2019. 東京, 文光堂, 2018, 128p.

（本田一春）

Q6

1型糖尿病と2型糖尿病の違いを教えて！

A 1型糖尿病は、膵臓のβ細胞が破壊されて血糖値が上昇する疾患です。2型糖尿病は、遺伝因子・環境因子が原因でインスリン作用不足が起こり、血糖値が上昇する疾患です。

1. 1型糖尿病

1型糖尿病は、インスリンを合成・分泌する膵β細胞の破壊によってインスリンの欠乏が生じることで発症します。自己免疫機序によって発症する1A型と、自己免疫の証明ができない1B型に分類されます。患者さんは痩せ形で若い年齢での発症が多いのが特徴です（**表**）。発症様式は、劇症、急性発症、緩徐進行に分類されます。インスリンを合成する膵β細胞が破壊されるため、生存のためにインスリン製剤の注射が必要なこともあります。食事療法やインスリン療法は、患者さんの生涯にわたって自己管理が必要となるので、患者さんのライフステージに合わせた医療者による療養指導が重要です。

2. 2型糖尿病

2型糖尿病は、インスリン作用が不足する状態で、インスリン分泌低下やインスリン抵抗性をきたす複数の遺伝因子に、加齢、過食、運動不足、肥満などの環境因子が加わって発症します。インスリン分泌低下とインスリン抵抗性の関与の割合は、患者さんごとに異なります。糖尿病患者さんの90％以上が2型糖尿病です。膵β細胞の機能はある程度保たれていて、生存のためにインスリン製剤が必要となることは比較的少なく、糖尿病の家族歴、肥満歴を有することが多いのも特徴です（**表**）。治療は食事療法と運動療法が基本となります。必要に応じて経口血糖降下薬、インスリン製剤、GLP-1受容体作動薬を使用します。

表 1型糖尿病と2型糖尿病の特徴

	1型の特徴	2型の特徴
家族歴	家系内の糖尿病は2型の場合より少ない。	家系内血縁者にしばしば糖尿病がある。
発症年齢	小児〜思春期に多い。中高年でも認められる。	40歳以上に多い。若年発症も増加している。
肥満度	肥満とは関係がない。	肥満または肥満の既往が多い。
自己抗体	GAD抗体、IAA、ICA、IA-2抗体、ZnT8抗体などの陽性率が高い。	陰性。

引用・参考文献

1）日本糖尿病学会 編・著. 糖尿病治療ガイド2018-2019. 東京, 文光堂, 2018, 128p.

（本田一春）

Q7

妊娠糖尿病、
そのほかの糖尿病とは何？

A

妊娠中にはじめてわかり、糖尿病には至っていない血糖値の上昇は、妊娠糖尿病です。そのほかの糖尿病は、病気や薬の影響で起こる糖尿病です。

1. 妊娠糖尿病

妊娠中に取り扱う糖代謝異常は、妊娠糖尿病（GDM）、妊娠中の明らかな糖尿病、糖尿病合併妊娠の3つがあります。

GDMは、「妊娠中に初めて発見または発症した糖尿病に至っていない糖代謝異常」です（表）。妊娠前にすでに糖尿病と診断されている糖尿病合併妊娠、妊娠中の明らかな糖尿病とは区別して考えます。

妊娠糖尿病は、糖尿病に至らない軽い糖代謝異常でも、お腹の中の胎児の過剰発育が起こりやすく周産期のリスクが高くなることや、母親の糖代謝異常が出産後いったん改善しても、将来糖尿病を発症するリスクが高いことなどがあるので配慮が必要です。

表 妊娠糖尿病の診断基準

75g経口ブドウ糖負荷試験（OGTT）において次の基準の1点以上を満たした場合に、妊娠糖尿病と診断する。

- 空腹時血糖値≧92mg/dL
- 1時間値≧180mg/dL
- 2時間値≧153mg/dL

2. そのほかの糖尿病

そのほかの糖尿病は、「遺伝因子として遺伝子異常が同定されたもの」と、さまざまな病態に伴い糖尿病が存在する「他の疾患、条件に伴うもの」に区別します。

「遺伝因子として遺伝子異常が同定されたもの」は、膵β細胞機能にかかわる遺伝子異常、インスリン作用の伝達機構にかかわる遺伝子異常などがあります。「他の疾患、条件に伴うもの」は、膵臓の摘出、クッシング症候群、慢性肝炎、薬剤や化学物質によるもの（ステロイド薬など）、感染症（先天性風疹など）、インスリン受容体抗体、遺伝的症候群で糖尿病を伴うことの多いもの（ダウン症候群など）があります。

引用・参考文献

1）日本糖尿病学会糖尿病診断基準に関する調査検討委員会. 糖尿病の分類と診断基準に関する委員会報告（国際標準化対応版）. 糖尿病. 55（7）, 2012, 485-504.

（本田一春）

Q8

なぜ高血糖ではいけないの？

高血糖が長く続くと、糖尿病特有の合併症が出現するからです。

1. 血管性合併症

高血糖が長く続くと、糖尿病特有の合併症（**表**）が出現します[1]。三大合併症（神経障害、網膜症、腎症）を代表とする細小血管症は、多くの臓器に機能・形態の異常をきたします。また糖尿病は動脈硬化を促進するため、心筋梗塞、脳梗塞、末梢動脈疾患（PAD）などの大血管症にもつながります。

2. その他の合併症

さらに、次のような糖尿病合併症もあります。皮膚は、乾燥、緊張の低下、変色、水疱、白癬・カンジダなどの感染症、爪病変、湿疹、陰部掻痒症などを起こします。眼は、白内障、緑内障、眼球運動異常などがあります。口腔は、口腔内乾燥、齲歯、歯周病があります。下肢は、足背動脈や後頸骨動脈の拍動減弱・消失、浮腫、壊疽、潰瘍、胼胝形成などがあります。また神経系は、感覚障害、振動覚低下、腱反射（アキレス腱反射など）低下・消失、起立性低血圧、発汗異常、排尿障害、勃起障害（ED）、便秘、下痢などがあります。

これらの合併症の発症・進展を抑制し、生活の質（QOL）の低下を防ぎ、糖尿病をもたない人と同じような寿命を全うさせることが糖尿病治療の目標です。

表 慢性合併症の分類（文献1を参考に作成）

血管性合併症	・細小血管障害(三大合併症)→網膜症、腎症、神経障害(糖尿病に特異的) ・大血管障害(動脈硬化症)→虚血性心疾患、脳血管障害、閉塞性動脈硬化症(糖尿病に特異的でない)
その他の合併症	・糖尿病足病変→神経障害や血管障害を伴う下肢の感染症、潰瘍、壊疽 ・網膜症以外の眼合併症→白内障など ・皮膚合併症→糖尿病性黄色腫など ・歯・口腔合併症→歯周病

引用・参考文献

1) 医療情報科学研究所編. "糖尿病慢性合併症". 病気がみえるvol.3：糖尿病・代謝・内分泌. 第5版. 東京, メディックメディア, 2019, 76-7.
2) 日本糖尿病学会 編・著. 糖尿病治療ガイド2018-2019. 東京, 文光堂, 2018, 128p.
3) 日本糖尿病療養指導士認定機構編・著. 糖尿病療養指導ガイドブック2019. 東京, メディカルレビュー社, 2019, 260p.
4) 原田範雄ほか. 糖尿病発症における臓器の役割：膵臓：膵α細胞と膵β細胞. 糖尿病. 56(7), 2013, 406-8.
5) 花房俊昭編. 糖尿病. 改訂第2版. 大阪, 最新医学社, 2010, 290p, (新しい診断と治療のABC, 18〈代謝2〉).

（小林庸子）

Q9

なぜ糖尿病患者さんは
低血糖にもなりやすいの？

A

薬物療法や食事療法、運動療法によるものがあるほかに、血糖値を上げる作用のあるホルモンの分泌も低下しているからです。

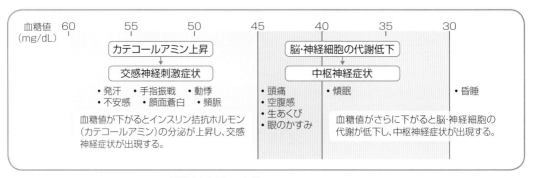

図 低血糖の症状（文献1より引用改変）

低血糖はおもに、薬物療法（インスリン自己注射や経口血糖降下薬）を行っている糖尿病患者さんの食事量がいつもより少なかったときや、運動量がいつもより多かったときなどに起こります。しかし、低血糖になる理由はそれだけではありません。糖尿病でない人の場合、血糖値が下がってくるとグルカゴン、アドレナリンなどの血糖値を上げるホルモン（インスリン拮抗ホルモン）の分泌が亢進し、肝糖放出を増加させて、血糖値を正常な状態（70 mg/dL以上）に維持しようとします（図）[1]。しかしながら、とくに1型糖尿病の場合、インスリン拮抗ホルモンの分泌も低下していることがあります。そのため、血糖値が下がった場合、インスリン拮抗ホルモンによって正常な血糖値にならず、低血糖になってしまうことがあります。

また糖尿病患者さんは、ほかにも多数の薬剤を使用している場合があります。糖尿病とは関係のない薬剤やサプリメントにも、低血糖を起こすと報告されているものがあるため、併用している薬剤にも注意する必要があります。

引用・参考文献

1) 医療情報科学研究所編. "低血糖症". 病気がみえる vol.3：糖尿病・代謝・内分泌. 第5版. 東京, メディックメディア, 2019, 74-5.
2) 日本糖尿病学会 編・著. 糖尿病治療ガイド2018-2019. 東京, 文光堂, 2018, 128p.
3) 日本糖尿病療養指導士認定機構編・著. 糖尿病療養指導ガイドブック2019. 東京, メディカルレビュー社, 2019, 260p.
4) 原田範雄ほか. 糖尿病発症における臓器の役割：膵臓：膵α細胞と膵β細胞. 糖尿病. 56 (7), 2013, 406-8.
5) 花房俊昭編. 糖尿病. 改訂第2版. 大阪, 最新医学社, 2010, 290p, （新しい診断と治療のABC, 18〈代謝2〉）.

（小林庸子）

Q10

シックデイで食べられないときに血糖値が高くなるのはなぜ？

A

シックデイのときは、体を防御するストレスホルモンによって血糖値が高くなります。

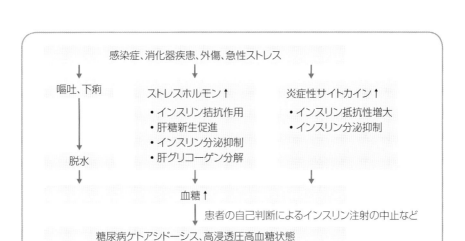

感染症、消化器疾患、外傷、急性ストレス

嘔吐、下痢 → 脱水

ストレスホルモン↑
- インスリン拮抗作用
- 肝糖新生促進
- インスリン分泌抑制
- 肝グリコーゲン分解

炎症性サイトカイン↑
- インスリン抵抗性増大
- インスリン分泌抑制

血糖↑
患者の自己判断によるインスリン注射の中止など

糖尿病ケトアシドーシス、高浸透圧高血糖状態

図 シックデイから糖尿病昏睡に陥るケース（文献1より引用改変）

1. シックデイとは

　糖尿病患者さんが発熱、下痢、嘔吐をきたす、または食欲不振のため食事ができないときをシックデイと呼びます。食事量が少ないと血糖値は低くなると思われがちですが、このようなときは、コルチゾールというストレスホルモンが分泌され、体を守ろうとします。シックデイのときは、コルチゾールによってインスリン抵抗性（インスリンの効きが悪くなる）が高くなり、血糖値が上がります。糖尿病でなければ、血糖値の上昇に合わせて膵臓からのインスリンの分泌量が増えますが、糖尿病患者さんは、高くなった血糖値に合わせてインスリンの分泌量を十分に増やすことができません。このため、シックデイでは食べられなくても血糖値が高くなります（図）[1]。

2. シックデイ時の対応

　インスリン療法中の患者さんには、食事量が少なくても自己判断でインスリン注射を中断しないように指導します。食欲がないときは、口当たりがよく消化のよい食べ物（おかゆ、ジュース、アイスクリームなど）を摂取するようにします。そして十分な水分をとり、脱水状態にならないようにします。また、発熱や消化器症状が強いときはすみやかに医療機関を受診するよう、あらかじめ指導しておく必要があります。

◀ 引用・参考文献 ◀

1) 医療情報科学研究所編. "糖尿病急性合併症". 病気がみえるvol.3：糖尿病・代謝・内分泌. 第5版. 東京, メディックメディア, 2019, 68-9.
2) 日本糖尿病学会編・著. 糖尿病治療ガイド2018-2019. 東京, 文光堂, 2018, 128p.
3) 日本糖尿病療養指導士認定機構編・著. 糖尿病療養指導ガイドブック2019. 東京, メディカルレビュー社, 2019, 260p.
4) 原田範雄ほか. 糖尿病発症における臓器の役割：膵臓：膵α細胞と膵β細胞. 糖尿病. 56(7), 2013, 406-8.
5) 花房俊昭編. 糖尿病. 改訂第2版. 大阪, 最新医学社, 2010, 290p, (新しい診断と治療のABC, 18〈代謝2〉).

（小林庸子）

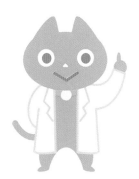

Q11

シックデイでは、
なぜ脱水に気をつけなければ
いけないの？

A

シックデイのときは高血糖になり、
血液中の浸透圧が高くなることで脱
水状態になりやすいため
です。

シックデイでは、ストレスホルモンによって血糖値が高くなりやすくなります（**Q10**参照）。高血糖状態では、血液中の浸透圧が高くなります。そのため、細胞内の水分は血液中に移動します（**図**）。血液中の余分な水分は尿として排泄されますが、細胞中の水分は失われるために体は脱水状態になります。シックデイでは発熱による不感蒸泄（発汗以外の皮膚や呼気からの水分喪失すること）や嘔吐・下痢などによる水分喪失、食事量が少なくなっているために食事から得る水分量が減っている可能性もあります。

さらに、脱水状態では血液が濃縮されるため、ますます血糖値が高くなります。著しい高血糖と高度な脱水によって血漿浸透圧の上昇をきたし、意識障害などを呈する状態を高浸透圧高血糖状態（HHS）といいます。HHSでは、ショック、腎不全、感染症、塞栓症などを起こし、危険な状態になることもあります。「高血糖状態→血液中の浸透圧上昇→脱水状態→血液の濃縮→高血糖状態」という悪循環にならないように、脱水に気をつけ、十分な水分を摂取することが必要です。

▶ 引用・参考文献

1）日本糖尿病学会 編・著. 糖尿病治療ガイド2018-2019. 東京, 文光堂, 2018, 128p.
2）日本糖尿病療養指導士認定機構編・著. 糖尿病療養指導ガイドブック2019. 東京, メディカルレビュー社, 2019, 260p.
3）原田範雄ほか. 糖尿病発症における臓器の役割：膵臓：膵α細胞と膵β細胞. 糖尿病. 56（7）, 2013, 406-8.
4）花房俊昭編. 糖尿病. 改訂第2版. 大阪, 最新医学社, 2010, 290p, （新しい診断と治療のABC, 18〈代謝2〉）.

通常

細胞内	血液中

細胞内と血液中が同じ浸透圧。

高血糖時

脱水状態

水分 血液中の浸透圧↑

水分は浸透圧の低いほうから高いほうへ移動する。

図 高血糖と浸透圧

（小林庸子）

Q12

糖尿病患者さんが発症後に痩せていくのはどうして？

A

インスリンの作用が発揮されないと、炭水化物をエネルギーとして貯蔵できず、結果的に体重低下を招きます。

インスリンの作用不足	→	炭水化物をエネルギーとして肝臓・筋肉・脂肪などに貯蔵することが困難	→	生きていくために、体内のたんぱく質や脂肪を分解（消費）してエネルギーをまかなう	→	痩せていく

たとえるなら……

働けない 働かない	→	財布や銀行に貯金する余裕がない	→	貯蓄を取り崩したり、所有物をお金に換えたりして生計を立てる	→	資金が足りなくなる

図 糖尿病患者さんが痩せる理由

1. インスリンの作用

　インスリンの作用を血管内だけに視線を向けて表現すると、「血糖値を下げる」となります。体全体に視野を広げて表現すると、「血管内のグルコースを血管外の細胞へ移動させ、グリコーゲンや脂肪として蓄える」といえます。おもな貯蔵先は、肝臓、骨格筋、脂肪細胞などです。たとえるなら、肝臓は小銭入れ、骨格筋はお札入れ、脂肪細胞は銀行のようなものでしょう。これらの収支を日々バランスよく保つことが、各臓器にも、体全体にも大切です。

2. 痩せる理由

　2型糖尿病の人は、太っているという印象をもたれがちです。太っているとインスリンが効きにくい体内環境になるのですが、それを打ち消すほど多くのインスリンを分泌する能力があれば、体重は維持または増加します。一方で、インスリンの作用（効きやすさと分泌量）が十分に発揮されなくなると、炭水化物からのエネルギー確保が不十分になります。すると、やむなく体の構成成分であるたんぱく質や脂肪を分解してエネルギーを作ります。その結果、痩せてしまうのです。たとえるなら、貯蓄先の現金が使用できないために、そのほかの方法で生計を立てているような感じでしょうか（図）。つまり、糖尿病患者さんが痩せてくるというのは、体内のたんぱく質や脂肪を分解しなければ生きていけないほど、重篤なインスリンの作用不足の状態であることを示しているといえます。

▷ 引用・参考文献

1) 日本糖尿病学会 編・著. 糖尿病治療ガイド2018-2019. 東京, 文光堂, 2018, 128p.
2) 日本糖尿病療養指導士認定機構編・著. 糖尿病療養指導ガイドブック2019. 東京, メディカルレビュー社, 2019, 260p.

（藤井博之）

Q13

糖尿病患者さんの創部が治りにくいのはなぜ？

血糖値の高い状態がしばらく維持されていると、創部（傷口）の修復に不利な環境が築かれてしまい、治りにくくなります。

第**1**章　糖尿病の病態生理

糖尿病患者さんの創部（傷口）への影響には、以下のような種々の要因があげられます。

1. 白血球による殺菌能力の低下

傷口を修復したり感染に打ち勝つには、体内の白血球の役割が重要です。しかし、血糖値の高い状態になると、白血球による殺菌能力が低下してしまうため、傷口の感染が長引きます。

2. 血糖値の不安定化

傷口の感染や炎症を引き金として、カテコールアミンやコルチゾールなどのインスリン拮抗ホルモンや、各種のサイトカインが分泌されます。これらは血糖値をより高めようとするわけですが、糖尿病患者さんはインスリンの作用不足のために、血糖値を安定させることがなかなかできません。そのため、白血球による殺菌能力の低下をより悪化させる傾向にあります。

3. 不十分な酸素・栄養の供給

血糖値の高い状態が続くと、毛細血管の血流

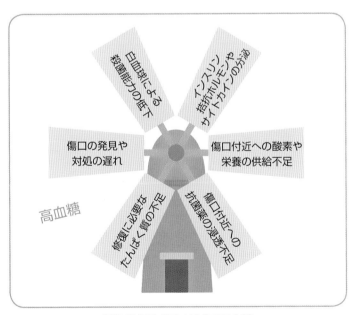

図 創傷治癒を妨げる高血糖

高血糖という風が送られつづけていると、創部の修復に不利な風車の回転を止めることは難しい。

が悪くなります。そのため、傷口付近への酸素や栄養分の供給が十分にできないことも指摘されています。

4. 感染治療の長期化

もし感染症治療を実施しても、血流障害の状況では抗菌薬が傷口付近へ十分に行き渡らないため、長期にわたる感染症治療を要することがあります。

5. たんぱく質の不足

糖尿病患者さんは、たんぱく質を分解してエネルギーを捻出することがあります。そのため、傷口の修復に必要なたんぱく質が不足する傾向にあるともいわれています。

6. 傷の発見・対処の遅れ

合併症の一つである糖尿病神経障害は、傷口の発見や対処の遅れにつながることがあります。

＊　　　＊　　　＊

このように、血糖値の高い状態が長期間維持されていると、傷口の修復に不利な環境がいくつも築かれ、傷が治りにくくなってしまいます（図）。

▶ 引用・参考文献 ◀

1）日本糖尿病学会 編・著. 糖尿病診療ガイドライン2019. 東京, 南江堂, 2019, 446p.
2）爲政大幾ほか. 創傷・熱傷ガイドライン委員会報告3：糖尿病性潰瘍・壊疽ガイドライン. 日本皮膚科学会雑誌. 122（2）, 2012, 281-319.

（藤井博之）

Q14

感染が起こると
血糖コントロールが
難しくなるのはなぜ？

A

血糖を高める勢力が活発になり、その決闘に打ち勝てるだけのインスリン作用が十分に発揮できないからです。

1. 感染時はインスリン抵抗性アップ

　感染は体にとってストレスです。ストレスによって、体内ではカテコールアミンやコルチゾールなどのインスリン拮抗ホルモンが分泌されます。また、腫瘍壊死因子-α（TNF-α）やプラスミノーゲン活性化抑制因子-1（PAI-1）と呼ばれる炎症性サイトカインの分泌も高まり、これらも血管内から血管外へのブドウ糖の移動を邪魔するとされています。

　感染源が「火のもと」だとすると、カテコールアミンやコルチゾール、TNF-α、PAI-1などのホルモンやサイトカインが大量の「火の粉」として血液中を飛び回り、血糖上昇の勢力が活発化します。大量の火の粉が血液に乗って燃え広がり、大火事の状態になります（図）。一方で、この火事を鎮めるために「消火液」としての役割を果たせるのは、唯一、膵臓から分泌されるインスリンだけです。

2. インスリン分泌能低下も影響

　膵臓は本来、消化液を分泌する臓器ですが、ここでいう「全身の火事」に対しては、インスリンという「消火液」を分泌するイメージです。糖尿病の状態では、この火事によるより高度なインスリン抵抗性（自身の消火液だけでは早急に鎮火できないほどの火の勢い）に適切に対処できず、また、インスリン分泌力の低下（消火液の量が十分ではない）も相まって、うまく火事を鎮めることができません。糖尿病患者さんの血糖コントロールが不良であると、感染症が長引き重症化しやすいともいわれています。

　血糖コントロールを良好に保つように治療に取り組むことは、血糖上昇との決闘に早期から十分に対処していく環境づくりにもつながります。

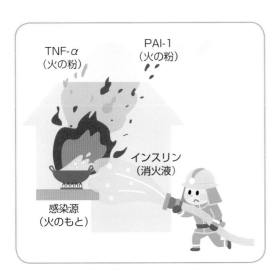

TNF-α
（火の粉）

PAI-1
（火の粉）

インスリン
（消火液）

感染源
（火のもと）

図 感染時のイメージ

引用・参考文献

1）日本糖尿病学会 編・著. 糖尿病診療ガイドライン2019. 東京, 南江堂, 2019, 446p.

（藤井博之）

Q15

糖取り込みに関与する
GLUT4とは何？

A

GLUT4は「グルットフォー」と呼び、細胞の中にグルコースを取りこむ役割を有しています。いわば、自宅で「ゴロッと頬づえ」をついて宅配を待つ住人のようなものです。

1. GLUT4の役割

GLUT4とは「glucose transporter 4」の略語で「糖輸送担体」と呼ばれます。おもに骨格筋や脂肪細胞に存在し、細胞内にグルコースを取り込む役割を有しています。血糖値を下げるためにはインスリンの存在が重要ですが、その指令を受けてGLUT4が適切にはたらくことで、グルコースが細胞内に移動できるのです。インスリン刺激のないとき、GLUT4は細胞内にとどまっていますが、インスリン刺激があるとGLUT4は細胞内から細胞膜へ移動してきて、グルコースを受け取り細胞のなかへ運びこみます。運動の慢性効果の一つに、GLUT4の量の増加があることもわかっており、これがグルコース

を細胞内へ運びやすくする環境に寄与します。

2. インスリンは宅配業者

日常生活で考えてみましょう。「宅配業者（インスリン）」が「インターホン（インスリン受容体）」を鳴らして、「荷物（グルコース）」を必要な時間帯に届けようとします。骨格筋や脂肪細胞の各部屋に、「ゴロッと頬づえをついて宅配を待つ住人（GLUT4）」がいれば、インターホンに反応して荷物を受け取ってくれます（図）。住人不在であったり、住人がインターホンをうまく聞き取れないと、適切なタイミングで荷物が届けられないため、宅配業者は何度も各部屋に通わねばならず疲れてきますし、屋外（血管内）には宅配しきれない荷物が山積みになり、収集がつかなくなってしまいます。

血糖値を落ちつかせるには、インスリンとGLUT4の連携プレーが重要だということです。

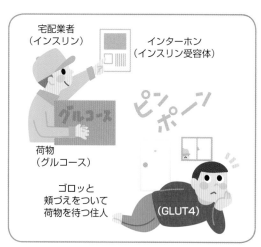

図 インスリンとGLUT4の関係

引用・参考文献

1) Chibalin, AV. et al. Exercise-induced changes in expression and activity of proteins involved in insulin signal transduction in skeletal muscle : differential effects on insulin-receptor substrates 1 and 2. Proc. Natl. Acad. Sci. U. S. A. 97 (1), 2000, 38-43.
2) Kawanaka, K. et al. Changes in insulin-stimulated glucose transport and GLUT-4 protein in rat skeletal muscle after training. J. Appl. Physiol. 83 (6), 1997, 2043-7.

（藤井博之）

検査値

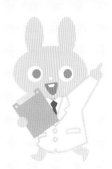

Q 16

どのような状態で「糖尿病」と
診断されるの？

A

下記のいずれかで診断できます。①
糖尿病型と2回確認された、②糖尿
病型と1回確認＋慢性高血
糖症状である、③過去に
糖尿病と診断された。

1. 糖尿病とは

　糖尿病と診断されるには、一時的な高血糖で
はなく慢性的に高血糖が続いていると判断され
る必要があります。血糖（空腹時、ブドウ糖負
荷試験、随時）やHbA1cが**表**に合致すれば「糖
尿病型」とされますが、さらに、以下の3項目
のいずれかに合致しないと糖尿病と診断されま
せん[1]。

2. ①糖尿病型を2回確認する（1回はかなら
　　ず血糖値で確認する）

　HbA1c 6.5％以上のみを2回以上確認しても、

1回はかならず血糖値で確認しないと糖尿病と
診断されないことに注意しないといけません。

3. ②糖尿病型（血糖値に限る）を1回確認＋
　　慢性高血糖症状の存在を確認する

　血糖値が1回糖尿病型であるだけであっても、
糖尿病の典型的症状（口渇、多飲、多尿、体重
減少）や糖尿病網膜症の存在が確認されれば、
糖尿病と診断できます。

4. ③過去に糖尿病と診断された根拠がある

　現時点では基準値以下であっても、過去に①
もしくは②の条件が満たされたことがあれば糖
尿病として対応できます。

表 糖尿病型の判定基準（文献1より改変）

血糖値	空腹時≧126mg/dL
	ブドウ糖負荷試験(OGTT) 2時間値≧200mg/dL
	随時≧200mg/dL
HbA1c	≧6.5%

▶ 引用・参考文献 ◀

1）日本糖尿病学会 編・著. 糖尿病診療ガイドライン 2019. 東京, 南江堂, 2019, 5-6.

（新谷哲司）

Q 17

HbA1cとは何？ 7.0％未満という目標の根拠を教えて！

A

HbA1cは過去1～2か月間の平均血糖値を反映する指標です。7.0％未満であれば、合併症の予防が可能とされます。

第 **2** 章

検査値

目 標	コントロール目標値 [注4]		
	血糖正常化を 目指す際の目標 [注1]	合併症予防 のための目標 [注2]	治療強化が 困難な際の目標 [注3]
HbA1c（%）	6.0 未満	**7.0 未満**	8.0 未満

治療目標は年齢、罹病期間、臓器障害、低血糖の危険性、サポート体制などを考慮して個別に設定する。

注1）適切な食事療法や運動療法だけで達成可能な場合、または薬物療法中でも低血糖などの副作用なく達成可能な場合の目標とする。
注2）合併症予防の観点からHbA1cの目標値を7%未満とする。対応する血糖値としては、空腹時血糖値130mg/dL未満、食後2時間血糖値180mg/dL未満をおおよその目安とする。
注3）低血糖などの副作用、その他の理由で治療の強化が難しい場合の目標とする。
注4）いずれも成人に対しての目標値であり、また妊娠例は除くものとする。

※65歳以上の高齢者については『高齢者糖尿病の血糖コントロール目標』を参照

図 血糖コントロール目標（文献2 p.29より）

　HbA1cとは、血液中に流れている赤血球中の一部であるヘモグロビンに、どれくらいの割合で糖（グルコース）が結合しているかを示す指標です。過去1～2か月間の平均血糖値を反映する指標として用いられています。

　糖尿病の診断に用いられる空腹時血糖値126 mg/dLや75 g経口ブドウ糖負荷試験（OGTT）2時間値200 mg/dLに相当するHbA1cは6.5％とされ、糖尿病の診断基準にも採用されています[1]。

　また、「合併症予防のための目標」はHbA1c 7.0％未満とされています（図）[2,3]。わが国で行われたKumamoto Studyにおいて、HbA1c 6.9％未満であれば細小血管症の出現する頻度が少ないことが報告されています[4]。このKumamoto Studyが少数例での検討であることや、諸外国のガイドラインにおける目標値も考慮して、HbA1c 7.0％未満という基準が採用

されました[3]。なお、HbA1c 7.0％に対応する血糖値は、空腹時血糖値130 mg/dL、食後2時間値180 mg/dLが目安です。

▶ 引用・参考文献 ◀

1）日本糖尿病学会 編・著. "糖尿病診断の指針：糖尿病の診断をどのように行うか?". 糖尿病診療ガイドライン2019. 東京, 南江堂, 2019, 5-6.
2）日本糖尿病学会 編・著. 糖尿病治療ガイド2018-2019. 東京, 文光堂, 2018, 28-9.
3）日本糖尿病学会 編・著. "糖尿病治療の目標と指針". 前掲書1). 21-30.
4）Ohkubo, Y. et al. Intensive insulin therapy prevents the progression of diabetic microvascular complications in Japanese patients with non-insulin-dependent diabetes mellitus : a randomized prospective 6 -year study. Diabetes Res. Clin. Pract. 28（2）, 1995, 103-17.

（新谷哲司）

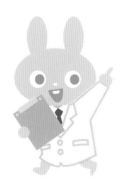

Q18

HbA1cとグリコアルブミン、1,5-AGはどう使い分けるの？

A

すべて半減期が異なります。また、それぞれヘモグロビン代謝、アルブミン代謝、尿糖の影響を大きく受けます。

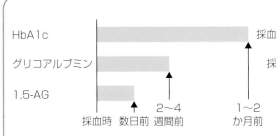

HbA1c	採血時から過去 <u>1～2 か月間</u>の血糖値の平均と相関する。
グリコアルブミン	採血時から過去 <u>2～4 週間</u>の血糖値の平均と相関する。
1,5-AG	採血時から過去<u>数日</u>の血糖値の平均と<u>逆相関</u>する。

採血時　数日前　2～4 週間前　1～2 か月前

図 血糖コントロールの指標

HbA1c、グリコアルブミン、1,5-AGは、それぞれ半減期が異なっていることにも注意が必要である。

1. さまざまな指標

HbA1cとグリコアルブミン（GA）は糖化たんぱくといい、HbA1cはヘモグロビン、グリコアルブミンはアルブミンの一部のアミノ酸に、それぞれグルコースが結合したものです。そのため、これらはヘモグロビン代謝やアルブミン代謝の影響を受けます。

2. HbA1c

HbA1cは、過去1～2か月の平均血糖値を反映します（図）。耐糖能正常者の基準値は4.6～6.2％です。ヘモグロビンは赤血球の一部ですので、赤血球の寿命がヘモグロビン代謝に影響します。赤血球の寿命が短縮している「鉄欠乏性貧血の回復期」「溶血性貧血」「肝硬変」、あるいはヘモグロビン代謝が亢進している「大量失血」「大量輸血」「エリスロポエチンで治療し

た腎性貧血」では低めに出ます。逆に「鉄欠乏性貧血」「ビタミンB_{12}欠乏性貧血」「脾摘後」では、ヘモグロビン代謝が遅延しているため高めに出ます[1]。

3. グリコアルブミン

グリコアルブミンは、過去約2週間の平均血糖値を反映し（図）、アルブミン代謝に影響を受けます。基準値は11～16％です。アルブミン代謝が亢進する「ネフローゼ」「甲状腺機能亢進症」「肥満」などでは低めに出ます。またアルブミン代謝が低下する「肝硬変」「低栄養」「甲状腺機能低下症」では高めに出ます。

4. 1,5-AG

1,5-アンヒドログルシトール（1,5-AG）は、過去数日間の平均血糖値を反映します（図）。基準値は14.0μg/mL以上です。尿糖が増える

と 1,5-AG の尿排泄量が増加するために、血中
の 1,5-AG 濃度が低下します。食後高血糖のみ
の段階から鋭敏に変化するのが特徴です[2]。た
だし、SGLT2 阻害薬服用時や腎性糖尿などの
場合には低めに出ます。

▶ 引用・参考文献 ◀

1）International Expert Committee. International
Expert Committee report on the role of the A1C
assay in the diagnosis of diabetes. Diabetes
Care. 32（7）, 2009, 1327-34.
2）Yamanouchi, T. et al. Plasma 1,5-anhydro-D-
glucitol as new clinical marker of glycemic
control in NIDDM patients. Diabetes, 38（6）,
1989, 723-9.

（新谷哲司）

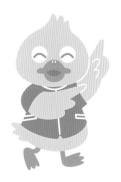

Q19

貧血があると
HbA1cが低く出るのはなぜ？

A

出血性貧血などではヘモグロビンの代謝回転が高くなるため、HbA1cがみかけ上低く評価されることがあります。

　HbA1cは、ヘモグロビンの一部のアミノ酸にグルコースが結合した糖化たんぱくです。ヘモグロビンは赤血球の一部ですので、赤血球の寿命がヘモグロビン代謝に影響します[1]。上記のように、出血性貧血などではヘモグロビンの代謝回転が高くなるため、HbA1cはみかけ上低く評価されることがあります。

　しかし、赤血球数が少なくなる状態である「貧血」にはいくつかの種類があり、それぞれにおいてHbA1cにおよぼす影響が異なっていることに注意しないといけません。

　貧血は、①赤血球産生の低下（鉄欠乏性貧血、サラセミア、ビタミンB_{12}欠乏性貧血など）によるものと、②赤血球の喪失（出血、溶血など）によるものに大別されます（図）。前者は、赤血球の産生が低下しヘモグロビン代謝が遅延するため、HbA1cが高めに出ることがあります。一方で、後者では赤血球の喪失が増えて代謝が亢進するために、HbA1cが低めに出ることがあります[2]。

　貧血のある場合には、その種類によってHbA1cへの影響が異なってくることを念頭に置かなければなりません。

図 貧血のタイプとHbA1cへの影響

●：若い赤血球、⬤：通常の赤血球、⬤：老いた赤血球、○：貧血による喪失を示している。●→⬤→⬤と赤血球が老いるほど、赤血球の一部であるヘモグロビンの糖化が進行する。そのため、老いた赤血球の割合が高いほど、みかけ上のHbA1cが高くなる。①も②も赤血球の数は同じだが、①では若い赤血球が産生されず、老いた赤血球の割合が増えている。一方、②では若い赤血球が多く産生されることで、老いた赤血球が減っている。そのため①と②では貧血が同程度であっても、HbA1cにおよぼす影響が異なっている。

▶ 引用・参考文献 ◀

1) Virtue, MA. et al. Relationship between GHb concentration and erythrocyte survival determined from breath carbon monoxide concentration. Diabetes Care. 27 (4), 2004, 931-5.
2) International Expert Committee. International Expert Committee report on the role of the A1C assay in the diagnosis of diabetes. Diabetes Care. 32 (7), 2009, 1327-34.

（新谷哲司）

糖尿病が進行すると尿に糖が出るのはなぜ？

A

高血糖により血糖値が、腎臓の尿細管でのブドウ糖の再吸収閾値を超えると、尿糖が出現します。

1. 尿糖が出る仕組み

腎臓は、余分なものや不要なものを尿として体の外に排泄します。また、体に必要なものは、いったん濾過したあとに再吸収する仕組みがあります。

「血糖」とは、血中のブドウ糖のことですが、ブドウ糖は腎臓の糸球体基底膜を通過し、近位尿細管で99％以上が再吸収されます。近位尿細管でのブドウ糖の再吸収には限界があり（ブドウ糖尿細管再吸収極量）、これを超えると尿糖がみられます（図）。実際には、ブドウ糖尿細管再吸収極量の70～80％になると、尿中にブドウ糖が出現しますが、これをブドウ糖尿細管再吸収閾値と呼びます。一般にブドウ糖尿細管再吸収閾値は、血糖値で160～180 mg/dLとされます[1]。

2. 尿糖が増減するとき

糖尿病が進行すると血糖値がより高値となり、ブドウ糖濃度がブドウ糖尿細管再吸収閾値を超えるため、尿糖が出現しやすくなります。一方、糖尿病であっても薬物療法や空腹状態を長時間保つことなどで血糖値を正常域まで低下させると、尿糖は出にくくなります。

なお、ブドウ糖尿細管再吸収閾値には個人差があります。閾値が低い体質のことを「腎性糖尿」と呼びますが、とくに治療は必要とされません。

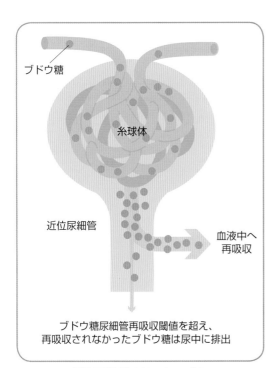

図 尿糖が出るメカニズム

（図中）
ブドウ糖
糸球体
近位尿細管
血液中へ再吸収
ブドウ糖尿細管再吸収閾値を超え、再吸収されなかったブドウ糖は尿中に排出

▶ 引用・参考文献 ◀

1) Santer, R. et al. Familial renal glucosuria and SGLT2 : from a mendelian trait to a therapeutic target. Clin. J. Am. Soc. Nephrol. 5 (1), 2010. 133-41.

（小川洋平）

Q21

糖尿病が進行すると
尿にケトン体が出るのはなぜ？

A

インスリン作用不足は脂肪分解を亢進させ、ケトン体が産生されます。その結果、血中ケトン体が上昇し、尿中に排泄されます。

1. エネルギーを生み出す脂肪

脂肪組織のトリグリセリドは、ホルモン感受性リパーゼの作用でグリセロールと遊離脂肪酸に分解され、肝臓に輸送されます。インスリンはホルモン感受性リパーゼの活性を弱め、遊離

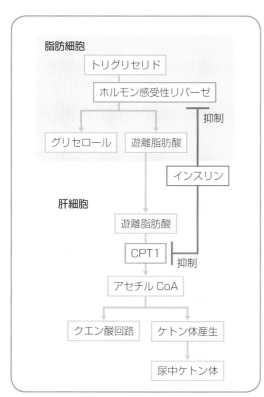

図 ケトン体の産生経路

脂肪酸が生成されない方向にはたらきます。肝臓に供給された遊離脂肪酸は、カルニチンパルミトイルトランスフェラーゼ1（CPT1）の作用を受けてアセチルCoAへと変わりますが、インスリンはCPT1の作用を間接的に抑制します。通常ではアセチルCoAの大部分はクエン酸回路に入り、水と二酸化炭素に分解されるとともにエネルギー（アデノシン3リン酸〈ATP〉）を生み出します（図）。

2. インスリン作用不足の影響

1型糖尿病発症時や治療が不十分な2型糖尿病などでは、インスリン分泌不足やインスリン抵抗性の増大によりインスリン作用不足をきたします。これによって、脂肪組織でのホルモン感受性リパーゼおよび肝臓でのCPT1の亢進をひき起こし、結果、アセチルCoAが大量に生成されます。そしてクエン酸回路では、利用しきれなくなったアセチルCoAからケトン体が産生されることとなります。また、インスリン作用不足は、末梢組織でのケトン体利用低下をひき起こします。両者により血中ケトン体は上昇し、尿中に排泄されることとなります。

(小川洋平)

Q22

1型糖尿病を診断する「自己抗体」とは何？

A

1型糖尿病の発症には自己免疫反応が関与しており、膵島細胞に関連する自己抗体が検出されます。

1. 自身を抗原とする「自己抗体」

抗体とは、リンパ球（B細胞）が作る糖たんぱく分子で、特定のたんぱく質など（抗原）を認識して結合するはたらきをもちます。抗体は通常、たとえば体内に侵入してきた細菌やウイルスを抗原として認識し結合しますが、自身の細胞や組織を抗原として産生されてしまうことがあり、これを「自己抗体」と呼びます。

2. 膵島細胞に関連する自己抗体

1型糖尿病は膵 β 細胞が破壊されることによって発症しますが、多くの場合、膵 β 細胞に対する自己免疫反応が関与していると考えられています。実際に、1型糖尿病患者さんの血清中には膵島細胞に関連する自己抗体が検出されます。おもなものとしては、グルタミン酸脱炭酸酵素（GAD）抗体、インスリノーマ関連抗原-2（IA-2）抗体、膵島細胞抗体（ICA）、インスリン自己抗体（IAA、ただしインスリン使用前に限る）、亜鉛輸送担体8（ZnT8）抗体などがあります（**表**）。

なお、2型糖尿病類似の病態（非ケトーシス、インスリン分泌能保持）で発症したとしても、GAD抗体やICAが陽性である場合、徐々にインスリン分泌能が低下し、やがてインスリン依存状態に陥ります。これを緩徐進行1型糖尿病（SPIDDM）と呼びます[1]。

表 1型糖尿病に関連したおもな自己抗体

グルタミン酸脱炭酸酵素(GAD)抗体※
インスリノーマ関連抗原-2(IA-2)抗体
膵島細胞抗体(ICA)※
インスリン自己抗体(IAA)
亜鉛輸送担体8(ZnT8)抗体

※緩徐進行1型糖尿病(SPIDDM)の診断基準に含まれる。

▶ 引用・参考文献 ◀

1）田中昌一郎ほか. 緩徐進行1型糖尿病（SPIDDM）の診断基準（2012）：1型糖尿病調査研究委員会（緩徐進行1型糖尿病分科会）報告. 糖尿病. 56（8）, 2013, 590-7.

（小川洋平）

Q23

合併症の検査にはどのようなものがあるの？

糖尿病の合併症は多岐にわたり、また合併症に関する検査も、生理学的検査や画像検査などさまざまなものがあります。

表 慢性合併症に関する検査（文献1、2を参考に筆者作成）

	おもな慢性合併症	おもな検査項目
細小血管症	網膜症	眼底検査、蛍光眼底検査、光干渉断層計（OCT）
	腎症	尿中アルブミン、尿たんぱく、推算糸球体濾過量（eGFR）
	神経障害	神経学的検査（アキレス腱反射、振動覚検査、痛覚検査、圧触覚検査など）、神経伝導検査、心拍変動測定、Schellong試験、胃排出機能検査、膀胱機能検査
大血管症	動脈硬化、血管障害	脈波速度（PWV）、心臓足首血管指数（CAVI）、頸動脈超音波検査（エコー）
	脳血管障害	頭部画像検査（CT、MRI、MRA、SPECTなど）
	冠動脈疾患	心電図、心エコー、心筋シンチグラフィ、冠動脈CT
	末梢動脈疾患（PAD）	下腿-上腕血圧比（ABI）、足趾-上腕血圧比（TBI）、血管エコー、トレッドミル歩行テスト、経皮組織酸素分圧（tcPO$_2$）、皮膚灌流圧（SPP）

　糖尿病に伴う合併症のうち、慢性のものは、細小血管症（網膜症、腎症、神経障害）、大血管症（動脈硬化、脳血管障害、冠動脈疾患、末梢動脈疾患〈PAD〉）、糖尿病足病変、感染症、高血圧、非アルコール性脂肪性肝疾患（NAFLD）、勃起障害（ED）、歯周病、認知症など多岐にわたります。

　これらのうち、細小血管症と大血管症に関する検査のおもなものを**表**に示しました[1, 2]。

　糖尿病治療の目標は合併症の発症・進展の阻止ですが、そのために血糖コントロールの指標だけでなく、これらの検査の意義を理解し、適切なタイミングで実施することが大切です。

▶ 引用・参考文献 ◀

1）日本糖尿病学会 編・著. "臨床検査の意義と評価法". 糖尿病専門医研修ガイドブック. 改訂第7版. 東京, 診断と治療社, 2017, 95-147.
2）日本糖尿病学会 編・著. "合併症：慢性合併症の病態, 診断と治療". 前掲書1). 279-356.

（小川洋平）

第 **3** 章

合併症と関連疾患

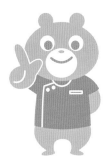

Q24

糖尿病になると
眼の病気になるのはなぜ？

A

高血糖の持続により、網膜の小さな
血管がすこしずつ壊れていくからで
す。進行した場合は新生
血管が生じます。

表 糖尿病網膜症 国際重症度分類

重症度	眼底所見
網膜症なし	異常所見なし
軽症非増殖糖尿病網膜症	毛細血管瘤のみ
中等症非増殖糖尿病網膜症	毛細血管瘤以上の所見を認めるが、重症非増殖糖尿病網膜症よりも軽症のもの
重症非増殖糖尿病網膜症	以下のいずれかの所見を認めるが、増殖糖尿病網膜症の所見を認めないもの ・4象限のすべてに20個以上の網膜内出血* ・2象限であきらかな数珠状静脈* ・1象限であきらかな網膜内細小血管異常*
増殖糖尿病網膜症	以下のいずれかの所見を認めるもの ・新生血管 ・硝子体出血あるいは網膜前出血

*この3項目を「4-2-1ルール」と呼ぶことがある。「象限」とは網膜を4つに区切った領域のことである。1象限なら網膜の4分の1、2象限なら網膜の4分の2、4象限なら網膜全域（＝4分の4）を意味する。

　高血糖の状態が続くと、全身の小さな血管が壊れていきます。眼のなかでは、網膜の小さな血管が壊れていくことで、糖尿病網膜症を発症します。網膜症はすこしずつ時間をかけて進行するため、初期に自覚症状を生じることはまれです。

　具体的な血管の変化としては、まず毛細血管を支えている細胞（周細胞）が脱落します。この結果、毛細血管瘤が形成され、網膜内の循環障害が生じます。そして循環障害の結果、浮腫が起こります。虚血が改善されることなく持続した場合は、病的な血管である「新生血管」が出現します。あらたに形成された血管ではあり

ますが、構造が不十分な病的な血管です。この血管が破れた場合は硝子体出血を生じます。新生血管周囲の炎症産物により網膜が引っ張られて剥がれてしまった場合は、牽引性網膜剥離となります。

　国際重症度分類（**表**）において、重症非増殖糖尿病網膜症～増殖糖尿病網膜症にまで進行した場合は、眼科治療が必要となります。また、糖尿病黄斑症を生じた場合は、追加で治療が必要となります。

（武田祐介・山下英俊）

Q25

糖尿病網膜症は治るの?

A

糖尿病網膜症は、定期受診と必要時の治療でコントロールすべき病気です。改善の程度は、治療開始時点の重症度で異なります。

図 増殖糖尿病網膜症に対する硝子体手術前・後の眼底写真(右眼)
精密検査では視野狭窄と歪視が検出されるが、患者さんは「もとどおりになった」と感じている。一時は通院終了の希望があったが、定期受診を続けている。

患者さんの「治る」という言葉の意味は多岐にわたります。このため、①目の前の患者さんにとって「治る」がどの状態を意味するのか、②糖尿病網膜症の重症度と予想される治療は何かの2点を把握することが重要です。

もし「すこしでも見え方がよくなる」ことが「治る」ことであれば、ほとんどの患者さんで目標を達成することができるでしょう。出血を除去すれば明るさが改善しますし、黄斑浮腫が軽快すれば歪視(ゆがみを感じること)の改善がみられます。

しかし、患者さんが「もとの困っていない見え方や視力(1.0)にまで戻る」が「治る」ことだと思っている場合、進行した網膜症では達成困難な場合があります。たとえば、長期に経過して網膜が萎縮している場合、出血を完全に除去してレーザー治療を過不足なく施行したとしても、網膜の萎縮そのものを回復することは困難です。また、「治った」と思われるほど改善したとしても、定期受診の必要性を説明することが再燃予防という観点で大切です(図)。

(武田祐介・山下英俊)

Q26

糖尿病だと緑内障や白内障に
なりやすいのはなぜ？

A

緑内障は、高度の網膜虚血により生
じた隅角の新生血管が原因です。白
内障は、代謝異常のため
に生じます。

1. 緑内障

緑内障について、糖尿病が進行した際に問題
となるのは「血管新生緑内障」です（近年の疫
学研究では、糖尿病が原発開放隅角緑内障の危
険因子であることが示唆されています）。高度
の網膜虚血が長期間経過した場合、網膜だけで
はなく虹彩や隅角にも新生血管が出現します

図　前眼部（正常と血管新生緑内障）

（図）。新生血管が前房水の排出口である隅角を
閉塞することで、眼内の水の出口がなくなって
しまいます。このため眼圧が上昇します。

糖尿病の緑内障が通常の緑内障と異なる点は、
眼圧上昇が高度であることと、治療に難渋する
ことです。眼圧が2～3倍に上昇することがま
れではありません。また、点眼治療のみでは十
分に眼圧が下がらないことが多く、緑内障手術
を行っても眼圧の再上昇を認めることがありま
す。もともとは糖尿病網膜症による網膜虚血が
原因であることを忘れてはいけません。網膜症
の定期診察、タイミングを逃さない治療を行う
ことで、血管新生緑内障を予防することができ
ます。

2. 白内障

白内障については、糖尿病による水晶体の代
謝異常が原因とされています。若年者に発症し
ない限り、加齢性白内障と区別することは困難
です。治療は通常の白内障と同様に白内障手術
を行います。

（武田祐介・山下英俊）

Q27

糖尿病になると
腎臓病になるのはなぜ？

A

高血糖が長く続くと、濾過膜である腎糸球体基底膜からたんぱく質が漏れ出し、やがて糸球体が壊れて腎障害となります。

第3章

合併症と関連疾患

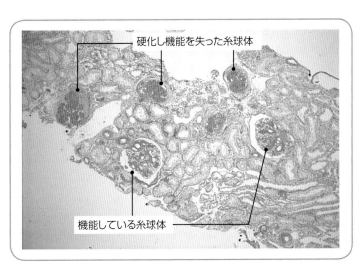

硬化し機能を失った糸球体

機能している糸球体

図 腎症の腎組織像

　正常な腎臓では、血液中のたんぱく質は腎臓の糸球体基底膜を通過しないため、尿たんぱくはほとんど検出されません。しかし、糖尿病を発症し、さらにコントロール不良となって約7～10年が経過すると、たんぱく質が糸球体基底膜から漏れ出すようになります。最初は微量のアルブミンというたんぱく質が出現しますが、この段階で糖尿病治療をレベルアップしコントロールを改善させ、さらに高血圧も治療すれば、比較的苦労なく尿中アルブミンは消失し、腎臓病を未然に防ぐことができます。

　しかし、糖尿病をコントロール不良のまま放っておくと、尿たんぱくが増加し、顕性たんぱく尿へと進行します。硬化して血液の濾過機能を失ってしまった糸球体が徐々に増えていくことによって腎機能は低下していき、やがて腎不全に至ります（図）。そのころには血液の濾過が困難となり、血液から老廃物が除去されない、血液が酸性になる、貧血になる、尿量が減っていきやがては無尿になるなどの障害が起こります。

（三田貴士・丹治泰裕・ 赤井裕輝）

Q28

微量アルブミンと
尿たんぱくは何が違うの？

A

アルブミンは血中たんぱく質の一種
です。微量アルブミンは早期腎症
で、尿たんぱくは進展し
た腎症で出現します。

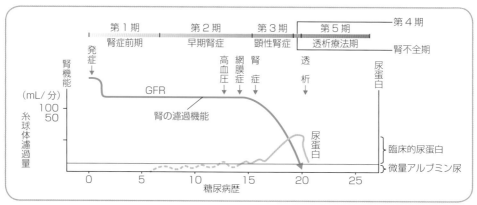

図 2型糖尿病における糖尿病性腎症の臨床経過（文献1より）

1. アルブミンとは

ヒトの血中には何種類ものたんぱく質があり
ますが、アルブミンは血液中にもっとも多く存
在する小さい分子のたんぱく質です。アルブミ
ンは分子量の大きなほかのたんぱく質より早期
に尿中に漏れ出すので、腎症の早期発見に有用
です。

2. 尿たんぱくとは

尿中に出現するアルブミンの量に応じ、正常
アルブミン尿（腎症前期）：＜30 mg/gCr、微
量アルブミン尿（早期腎症期）：30〜299 mg/
gCr、顕性アルブミン尿（顕性腎症期）：＞
300 mg/gCrと定義され、糖尿病性腎症の病期
分類に使われます。顕性アルブミン尿期にはア
ルブミンより大きな分子サイズの、さまざまな

種類のたんぱく質もグラム単位で尿へ漏れ出て
きます。

微量アルブミン尿が腎症第2期の指標である
のに対し、たんぱく尿は進行した腎症第3期、
第4期の指標となります。尿たんぱくが3.5 g/日
を超えるネフローゼ症候群の状態になると、低
アルブミン血症が原因で全身浮腫による体重増
加や胸腹水の貯留がみられるようになります。
尿たんぱくが多いほど、腎機能の低下が速くな
ります（図）[1]。

▶引用・参考文献◀

1) 槇野博史編. "糖尿病性腎症の臨床経過と病期分類".
糖尿病性腎症：発症・進展機序と治療. 東京, 診断と
治療社, 1999, 192.

（三田貴士・丹治泰裕・ 赤井裕輝）

Q 29

糖尿病性腎症は治るの？

A

チーム医療が不可欠ですが、尿たんぱくを消失させ、糖尿病性腎症の進行をほぼ止めることができます。

表 糖尿病腎症（顕性腎症期）の多角的強化療法（文献1より引用改変）

・患者および家族への十分な説明	理解が深まるほど治療意欲が高まる
・インスリン治療による確実な血糖コントロール	HbA1c<7.0%、可能ならばHbA1c<6.5%を目指す
・厳格な血圧コントロール	125/75mmHg未満
・ゆるやかな低たんぱく食の実行 （来院日には毎回、管理栄養士が指導する）	0.8～1.0g/kg標準体重/日
・禁煙指導	
・脂質異常症（軽症でも）	スタチン系治療薬
・その他　　尿蛋白（1g/日以上）	抗血小板薬
腎不全	クレメジン®
腎性貧血	エリスロポエチン製剤でヘモグロビン10g/dL以上

1. 糖尿病性腎症はほぼ無症状

血糖コントロール不良が何年もの長い期間続いていると、尿たんぱくが増加し、やがて腎機能が低下してきます。腎機能の低下が進むほど、病気の進行をくい止めるのは難しくなります。しかも、糖尿病性腎症の厄介なところは、末期腎不全になるまで、患者さんはほとんど無症状であることです。さらに「悪化速度を遅くすることが治療目標だ」と説明されることが多いので、患者さんは治療意欲を維持し続けることが困難なのです。

2. 多角的強化療法で改善

しかし、「風邪が治る」の治るとは違いますが、通常、猛烈な勢いで悪化して尿たんぱくが増加

し、数年で末期腎不全に至る顕性化した腎症の進行をほぼ止めること（寛解）は不可能ではありません。実際に、尿たんぱくが7～8g/日というレベルで多量に出ている患者さんが、確実な食事療法や薬物療法による多角的強化療法（**表**）[1]で、理想的な血糖や血圧のコントロールを継続することによって、尿たんぱくがほとんど出ない状態まで改善したケースもあります[2]。そのような患者さんは、その後何年ものあいだ腎症が進展せず、腎機能を悪化させずにすみます。

そのためには各職種のスタッフと家族が一つのチームをつくって、チーム医療を展開することが不可欠です。そのときはじめて、患者さん

がチームの医療スタッフと同じ方向を向いて治療へと取り組み、寛解状態への道が開かれます。

▶ 引用・参考文献 ◀

1）丹治泰裕ほか. "糖尿病性腎症のチーム医療による治療の限界は？―糖尿病専門医の立場から". あなたも名医! 糖尿病性腎症をどう治療する？：外来でここまでやろう! 海津嘉蔵編. 東京, 日本医事新報社, 2016, 148-51.
2）赤井裕輝. "糖尿病腎症". チャートで学ぶ糖尿病と合併症：患者さんのいま・これからがわかる! 糖尿病ケア2012年秋季増刊. 大阪, メディカ出版, 2012, 66-77.

（三田貴士・丹治泰裕・ 赤井裕輝）

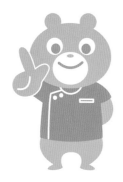

Q30

糖尿病になると
神経障害になるのはなぜ？

A

ポリオール代謝の亢進に伴うグリケーション、酸化ストレス、PKC活性異常、神経栄養因子の異常、血流障害が原因です。

1. 糖尿病による神経障害

　正常な状態では、細胞内に取り込まれたブドウ糖は解糖系を介して処理されますが、高血糖状態が持続すると、過剰に取り込まれたブドウ糖は解糖系だけでは処理しきれなくなり、アルドース還元酵素（AR）を介したポリオール経路に入ります（図）。この経路では、ブドウ糖はソルビトール、さらにはフルクトースに変換されますが、その過程で酸化ストレス亢進やグリケーションの増加が惹起されます。また、解糖系から産生されるジアシルグリセロール（DAG）の増加によってプロテインキナーゼC（PKC）が活性化されますが、この過程にポリオール代謝亢進に伴う還元型ニコチンアミドアデニンジヌクレオチド（NADH）増加が関与しています。これら一連の過程で生じたグリケーション、酸化ストレス、PKCによって、神経細胞や神経周囲の血管内皮細胞が障害されます。

2. 神経細胞の再生を阻害

　末梢神経は再生能力を有しており、種々のニューロトロフィン、サイトカイン、インクレチンなどの神経栄養因子が細胞膜の受容体と結合することで、神経細胞の増殖や再生が促されます。しかし、高血糖はこれらの神経栄養因子の作用を低下させます。

3. 細小血管症・大血管症の影響

　細小血管症により、末梢神経に栄養や酸素を供給する微小循環に障害が生じるとともに、大血管症による虚血・再灌流障害は神経線維の脱落を惹起します。

図 ポリオール代謝亢進による
神経障害の発症機序

（小川吉司）

Q31

神経障害とソルビトールには
どのような関係があるの？

A

神経細胞を取り巻くSchwann細胞に
ソルビトールが蓄積することで、糖
尿病神経障害が発症・進展
します。

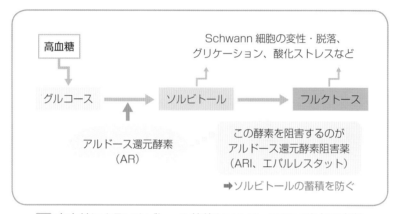

図 高血糖によるソルビトール蓄積とアルドース還元酵素阻害薬

　高血糖状態では、アルドース還元酵素（AR）を介したポリオール代謝経路への流入が亢進します。その際に、ブドウ糖はソルビトールに変換されますが、ソルビトールの細胞膜透過性が低いため、細胞内にソルビトールが蓄積して細胞内の浸透圧が上昇します。また、細胞膜機能の維持に関与するタウリンやミオイノシトールの取り込みが阻害されます。Schwann細胞は神経軸索を取り巻き、髄鞘を形成することで跳躍伝導に寄与しますが、Schwann細胞にはARが強く発現しています。Schwann細胞にソルビトールが蓄積して、水腫変性や脱髄をきたすことで、神経伝導障害がひき起こされると考え

られています（図）。

　Schwann細胞に蓄積したソルビトールは、軸索に輸送されてフルクトースに変換され、グリケーションや酸化ストレスの原因となります。ポリオール代謝の律速酵素（複数の酵素がかかわって代謝をする際に、いちばん酵素活性が低く、その代謝経路の反応速度を決定する酵素）はARであるため、神経障害の進展を予防することを目的にアルドース還元酵素阻害薬（ARI）が開発され、わが国では1992年からエパルレスタットが承認・使用されています（図）。

（小川吉司）

Q 32

糖尿病神経障害は治るの？

現時点では、高度に障害された神経細胞をもとに戻すことは不可能であり、治らないといわざるを得ません。

表 糖尿病神経障害で用いられる薬剤

代謝異常改善薬		
一般名	商品名	用法・用量
エパルレスタット	キネダック®	150mg/日、1日3回、食前
メコバラミン（ビタミンB$_{12}$）	メチコバール®	1,500μg/日、1日3回

疼痛改善薬		
一般名	商品名	用法・用量
アミトリプチリン塩酸塩	トリプタノール®	30mg/日、1日3回
メキシレチン塩酸塩	メキシチール®	300mg/日、1日3回、食後
カルバマゼピン	テグレトール®	300〜600mg/日、1日3回
プレガバリン	リリカ®	150〜600mg/日、1日2回
デュロキセチン塩酸塩	サインバルタ®	20〜60mg/日、1日1回

自律神経障害による症状の改善薬		
一般名	商品名	用法・用量
モサプリドクエン酸塩水和物	ガスモチン®	15mg/日、1日3回
シルデナフィルクエン酸塩	バイアグラ®	25〜50mg、性行為1時間前
タダラフィル	シアリス®	5〜20mg、性行為約1時間前

　糖尿病神経障害の治療は、神経障害の発症・進行の予防を目的とした本質的治療と、神経障害による症状を改善するための対症療法に分けて考える必要があります。前者には、良好な血糖コントロールを維持する治療や神経細胞における代謝異常改善薬があり、後者には、種々の疼痛改善薬、自律神経障害による症状を改善する薬があります。**表**に糖尿病神経障害で用いられる薬剤の一覧を示します。

1. 代謝異常改善薬

　ポリオール経路の律速酵素であるアルドース還元酵素（AR）を阻害する薬剤として、エパルレスタットがあります。3年間の前向き臨床試験である Aldose Reductase Inhibitor-Diabetes Complications Trial（ADCT）で、その有効性が証明されています。そのほかの代謝異常改善薬として、メコバラミン（ビタミンB$_{12}$）や抗酸化薬であるα-トコフェロールの効果も報告されています。

2. 疼痛改善薬

　有痛性神経障害の治療では、三環系抗うつ薬（アミトリプチリン塩酸塩）、抗不整脈薬（メキ

シレチン塩酸塩）、抗てんかん薬（カルバマゼピン）、Ca²⁺チャネルα2δリガンド（ガバペンチン、プレガバリン）、セロトニン・ノルアドレナリン再取り込み阻害薬（SNRI）（デュロキセチン塩酸塩）、オピオイドなどの麻薬性鎮痛薬などが有効です。

いったん障害された神経細胞を再生することができれば、神経障害を治すことが可能ですが、現時点では臨床化されていません。種々の増殖因子、サイトカインの補充療法や、細胞移植治療が進歩すれば、将来的に神経障害が治る可能性もあります。iPS細胞の応用など、今後の研究の進歩に期待します。

3. 自律神経障害による症状を改善する薬

自律神経障害によって生じる胃もたれ（胃運動低下）に対してセロトニン受容体作動薬（モサプリドクエン酸塩水和物）、勃起障害に対してホスホジエステラーゼ5（PDE5）阻害薬（シルデナフィルクエン酸塩、タダラフィルなど）が用いられます。

（小川吉司）

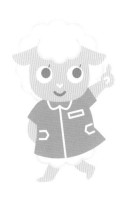

Q33

高血糖で意識を失う人がいるのはなぜ？

A

脱水や電解質の体外喪失、高ケトン血症、アシドーシスが生じるためです。

表 高血糖昏睡になるのはなぜ？

	糖尿病ケトアシドーシス(DKA)	高浸透圧高血糖状態(HHS)
①著しい高血糖(**Q10**、**Q14**参照)	300～1,000mg/dL ※SGLT2阻害薬服用者では正常血糖のこともある	600～1,500mg/dL
②高度脱水(**Q11**参照)、ナトリウム(Na)やカリウム(K)といった電解質の体外への喪失	血漿浸透圧 正常～300mOsm/L BUN/Cr 増加 Na 正常～軽度低下、K 軽度上昇	血漿浸透圧 320mOsm/L以上 BUN/Cr 著明増加 Na >150mEq/L、K 軽度上昇
③肝臓でのケトン体産生の増加(**Q21**参照)	尿中ケトン体(+) ～(+++) 血清総ケトン体 3mM以上	尿中ケトン体(−) ～(+) 血清総ケトン体 0.5～2mM
④高ケトン血症が血液の緩衝作用を超えた結果としてのアシドーシス	HCO_3^- 8mEq/L以下 pH 7.3以下	HCO_3^- 16mEq/L以上 pH 7.3～7.4

1. 高血糖昏睡の原因

　1型糖尿病患者さんの発症時やインスリン注射の中断・減量、シックデイなどや、2型糖尿病患者さんの清涼飲料水多飲（清涼飲料水ケトーシス）といった、高度のインスリン作用不足の際は、コルチゾールやアドレナリン、グルカゴンなどのインスリン拮抗ホルモンの増加と相まり、**表**の4つが生じて意識障害や昏睡をきたします。これが糖尿病ケトアシドーシス（DKA）です。

　DKAでは悪心や嘔吐、腹痛などの消化器症状が生じ、しばしば急性胃腸炎と誤診されるため、高血糖症状の有無の聴取が大切です。ただし、SGLT2阻害薬服用者では、血糖値がそれほど高くないDKA症例もあり注意が必要です。

　高浸透圧高血糖状態（HHS）は、口渇の訴えが低下した高齢2型糖尿病患者さんに多く、シックデイ、脳血管障害、高カロリー輸液、利尿薬やステロイドの投与などが誘因になります。DKAに比べインスリン分泌低下は著明ではないため、ケトン体産生やアシドーシスは比較的軽度ですが、より高度の脱水、電解質の喪失が生じます。HHSは脳神経細胞の脱水や脳循環血流の減少により、けいれんなどの神経学的所見に富み、血栓症などの合併もあり、DKAより予後不良です。

2. 乳酸アシドーシス

　組織の循環不全やビグアナイド薬などの薬剤使用時に起こる乳酸アシドーシスによる意識障害もあります。腎不全、心不全、肝硬変、アル

コール多飲、高齢など、乳酸アシドーシスを起こしやすい患者さんには、ビグアナイド薬の投与を控えるなどの予防が重要です。

害を起こすこともある". 糖尿病療養指導の手びき. 改訂第 5 版. 東京, 南江堂, 2015, 153-6.

▶ 引用・参考文献 ◀

1）日本糖尿病学会 編・著. "緊急治療が必要な意識障

2）日本糖尿病療養指導士認定機構編・著. "急性合併症". 糖尿病療養指導ガイドブック2019. 東京, メディカルレビュー社, 2019, 164-71.

（五十嵐智雄）

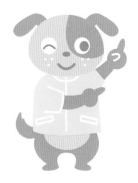

Q34

糖尿病だと大きな血管が
詰まりやすいと聞いたけど、
なぜ？

A

高血糖、脂質異常を含む代謝障害と
高血圧などの血管障害因子によっ
て、動脈硬化が進行する
からです。

正常な動脈

○ LDL
● 赤血球、血小板

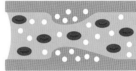

①動脈の内膜を覆う血管内皮細
　胞の表面が、酸化したLDL
　や炎症などで障害を受ける。
②単球やTリンパ球が接着して
　内皮下層に侵入する。

狭心症
一過性脳虚血発作
間欠性跛行

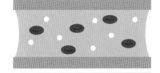

プラーク

③単球はマクロファージへ分化
　し、酸化LDLやリポ蛋白な
　どによって大量の脂質を含む
　泡沫細胞となり、蓄積してプ
　ラーク（粥腫）を形成する。
④マクロファージや内皮細胞は
　サイトカインや増殖因子を分
　泌して平滑筋細胞の遊走増殖
　を促進し、平滑筋細胞はコ
　ラーゲンなどを分泌し、プ
　ラークの線維化をきたす。

心筋梗塞
脳梗塞
壊疽

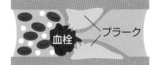

血栓　　プラーク

⑤狭くなった動脈内腔の変化で
　プラークが破綻し血栓が形成
　され、血流が遮断され臓器の
　循環障害を生じる。

図 動脈硬化の進行過程（文献1を参考に作成）

1. 糖尿病合併症の「大血管症」

　動脈硬化は、図[1)] のような段階をたどって進行します。

　糖尿病は動脈硬化性疾患の危険因子の一つであり、非糖尿病者に比べて、冠動脈疾患（2〜4倍）、脳血管障害（脳梗塞が2〜4倍）、末梢動脈疾患（PAD）（約4倍、糖尿病患者さんの10〜15％）の頻度が高いことがわかっています。これらは糖尿病に特有の疾患ではありませんが、患者さんの機能予後や生命予後を決定することから、糖尿病の合併症として「大血管症」と呼ばれます。大血管症は、境界型や食後高血糖の段階でも発症リスクが増加します。

2. 動脈硬化に影響する糖尿病

　糖尿病患者さんでは、高血糖のためにさまざまなたんぱく質の糖化（グリケーション）をきたして、動脈硬化発症に関連する細胞の機能異常をきたすことや、炎症反応や酸化ストレスなどの動脈硬化を促進する因子が重なっていること

などによって、動脈硬化が進行しやすくなります。また、内臓脂肪型肥満などを基盤としたインスリン抵抗性により、脂質異常症や高血圧を合併しやすく（Q38〜40参照）、これらを合併するとさらに大血管症のリスクが増大します。耐糖能異常の早期発見と治療のみならず、危険因子のコントロールや禁煙（Q35参照）などが、大血管症の発症予防に重要です。

▶ 引用・参考文献 ◀

1) 日本糖尿病学会 編・著. "太い血管の合併症（動脈硬化）とは?". 糖尿病治療の手びき2017. 改訂第57版. 東京, 南江堂, 2017, 30-1.
2) 日本糖尿病学会 編・著. "太い血管の合併症（動脈硬化）". 糖尿病療養指導の手びき. 改訂第5版. 東京, 南江堂, 2015, 68-73.
3) 日本糖尿病療養指導士認定機構編・著. "大血管症（動脈硬化症）". 糖尿病療養指導ガイドブック2019. 東京, メディカルレビュー社, 2019, 185-95.
4) 五十嵐智雄ほか. "糖尿病大血管症の成因・疫学". 糖尿病学. 門脇孝ほか編, 新潟, 西村書店, 2015, 435-51.

（五十嵐智雄）

Q35

糖尿病の人に禁煙をすすめるのはなぜ？

A

喫煙することで合併症が早く進み、また、がんなどの原因にもなるからです。

表 喫煙の健康影響

(1)喫煙者本人への影響の例

がん	肺、口腔・咽頭、喉頭、鼻腔・副鼻腔、食道、胃、肝臓、膵臓、膀胱、子宮頸部、およびがん患者の二次がん罹患
循環器疾患	虚血性心疾患、脳卒中、腹部大動脈瘤、末梢性の動脈硬化症
呼吸器疾患	慢性閉塞性肺疾患(COPD)、呼吸機能低下、結核死亡
糖尿病	2型糖尿病の発症
歯科疾患	歯周病
精神疾患	ニコチン依存症
消化器疾患	胃・十二指腸潰瘍
妊婦の喫煙による影響	早産、低出生体重・胎児発育遅延、乳幼児突然死症候群(SIDS)

(2)受動喫煙による影響の例

がん	肺
循環器疾患	虚血性心疾患、脳卒中
小児の受動喫煙による影響	喘息、乳幼児突然死症候群(SIDS)

1. 喫煙の弊害

たばこには、タール、ニコチン、一酸化炭素など多くの有害成分が含まれており、喫煙は、**表**のようなさまざまな疾患の発症や死亡に関係します。

喫煙は、冠動脈疾患や脳血管障害、末梢動脈疾患（PAD）といった動脈硬化性疾患の危険因子の一つです。たばこの煙に含まれる物質によって、活性酸素やフリーラジカルの産生が誘導されて炎症が起こり、血管内皮障害や血小板活性化、血栓の形成をひき起こします。ニコチンには血管収縮や血圧上昇、心拍数増加作用があり、動脈硬化性疾患や心血管イベントを増加させます。また、喫煙による2型糖尿病やメタボリックシンドロームの発症増加、HDLコレステロール（HDL-C）の有意な低下なども報告されています。

2. 糖尿病患者さんにおける問題

糖尿病患者さんは血管合併症を起こしやすく、喫煙が加わると大血管症（Q34参照）が早く進行します。糖尿病性腎症（Q27、Q29参照）や糖尿病神経障害（Q30、Q32参照）の進展・増悪に関与するという報告もあります。また、血糖コントロールの不良は歯周病（Q36参照）を増悪させますが、とくに喫煙者では罹患率が高いことが知られています。

糖尿病患者さんはがんの罹患リスクが増加しており（**Q36**参照）、2型糖尿病とがんに共通の危険因子として喫煙があげられます。

禁煙は、心血管疾患やがんのリスクを低下させます。合併症の発症や進展予防などのため、糖尿病患者さんには禁煙をすすめましょう。

▶引用・参考文献◀

1）日本糖尿病学会編・著. "酒、タバコ、嗜好品". 糖尿病療養指導の手びき. 改訂第5版. 東京, 南江堂, 2015, 201-2.
2）日本糖尿病療養指導士認定機構編・著. "大血管症（動脈硬化症）：糖尿病大血管症（動脈硬化）の危険因子の管理と療養指導：喫煙". 糖尿病療養指導ガイドブック2019. 東京, メディカルレビュー社, 2019, 190.
3）日本糖尿病学会 編・著. "生活習慣の改善：禁煙指導". 糖尿病専門医研修ガイドブック. 改訂第7版. 東京, 診断と治療社, 2017, 451-3.
4）厚生労働省.「喫煙と健康 喫煙の健康影響に関する検討会報告書」について.（https://www.mhlw.go.jp/stf/shingi2/0000135586.html）. 2019年12月閲覧.

（五十嵐智雄）

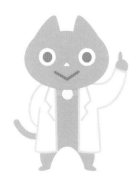

Q36

糖尿病だとなりやすい
疾患にはどんなものがある？

A

血管合併症や足病変、感染症のほか
に、がんや認知症などさまざまな疾
患との関連性が指摘され
ています。

表 糖尿病だとなりやすい疾患の例

細小血管症	網膜症、腎症、神経障害（Q24~32参照）
大血管症	冠動脈疾患、脳血管障害、末梢動脈疾患（PAD）（Q34参照）
感染症	感染症にかかりやすい。肺結核もまれではなく、尿路感染症や皮膚感染症などもみられる。（Q13、Q14参照）
糖尿病足病変	白癬症、変形や胼胝、潰瘍、壊疽（Q45~47参照）
がん	大腸がん（1.40倍）、肝臓がん（1.97倍）、膵臓がん（1.85倍）
認知症	アルツハイマー型、脳血管性ともに2～4倍
歯周病	血糖コントロール不良により重症化
骨粗鬆症、骨折	1型糖尿病では骨密度と骨強度のいずれも低下 2型糖尿病では骨密度は保たれているものの骨質が低下
妊娠・出産時の合併症	児の先天異常や流産、巨大児など
うつ病	非糖尿病者の2～3倍
その他	脂肪肝および進行性の非アルコール性脂肪性肝炎（NASH） 腱鞘炎や手根管症候群 糖尿病水疱 白内障（Q26参照）　　　　　　　　　　　　　　　など

1. さまざまな疾患への影響

糖尿病は、高血糖による酸化ストレス亢進、終末糖化産物（AGEs）、インスリン抵抗性、高インスリン血症、炎症、血行障害、神経障害などにより、**表**のようなさまざまな疾患の発症、進展に関与します。また、これらの疾患と糖尿病の危険因子の多くは共通しています。

2. がん

日本では、糖尿病患者さんでは大腸がん（1.40倍）、肝臓がん（1.97倍）、膵臓がん（1.85倍）

のリスクが増加します。糖尿病治療薬の影響についてのエビデンスは、現時点では限定的です。

3. 認知症

認知症のリスクは、アルツハイマー型認知症、脳血管性認知症ともに非糖尿病者の2～4倍です。重症低血糖は認知症発症のリスクを高めます。なお、低血糖症状はしばしば認知症と間違われるため、注意が必要です。

4. 歯周病

歯周病は血糖コントロール不良により重症化

し、歯周病が重症であるほど血糖コントロール不良となりますが、歯周病治療により血糖コントロールは改善します。また、歯周病は、心筋梗塞などの動脈硬化性疾患の誘因となる可能性が指摘されています。

5. 骨折

1型糖尿病では骨密度と骨強度のいずれも低下し、2型糖尿病では骨密度は保たれているものの骨質が低下し、骨折リスクが増加します。海外では、ピオグリタゾン塩酸塩を使用した女性での骨折頻度の上昇が報告されています。

6. うつ病

糖尿病とうつ病の合併は多く（非糖尿病者の2～3倍）、それぞれの発症は予後に双方向性に影響をおよぼします。

▶ 引用・参考文献 ◀

1) 日本糖尿病学会 編・著. "糖尿病合併症とその対策：慢性合併症". 糖尿病治療ガイド2018-2019. 東京, 文光堂, 2018, 82-95.
2) 日本糖尿病療養指導士認定機構編・著. "合併症・併存疾患の治療・療養指導：その他". 糖尿病療養指導ガイドブック2019. 東京, メディカルレビュー社, 2019, 197-202.
3) 日本糖尿病学会 編・著. "慢性合併症の病態、診断と治療". 糖尿病専門医研修ガイドブック. 改訂第7版. 東京, 診断と治療社, 2017, 279-354.

（五十嵐智雄）

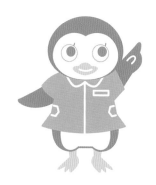

Q37

高血圧の患者さんに減塩をすすめるのはなぜ？

A

高血圧をもつ人が減塩に取り組むと、心不全や心血管疾患、そして腎不全に陥るリスクが低くなります。

1. 血圧降下につながる減塩

高血圧をもつ人は、心不全や心血管疾患、そして腎不全になるリスクが高くなります。糖尿病をもつ人はなおさらです。血糖コントロールも大切ですが、血圧をコントロールすることを忘れてはいけません。そして、血圧のコントロールにとって、食塩の摂取量を減らすことはたいへん有用です。

2. 減塩の目標値

厚生労働省の「国民健康・栄養調査結果（平成27年）」によると、食塩摂取量の平均は10.0gで、男性の11.0gが女性の9.2gより2g程度多いのが現状です。健康な成人男性の目標値は8.0g未満、健康な成人女性の目標値は7.0g未満となっています。高血圧の予防と治療の目標値は6.0g未満ですので、1食の食塩量は2gを目標とするとよいでしょう。また、慢性腎臓病（CKD）でステージが進んだ人では下限も設けられています（表）。なかには低ナトリウム血症になる人もいますので、血液検査で確かめてもよいかもしれません。ちなみに、毎年5月17日は「高血圧の日」なのですが、2017年度からは毎月17日が「減塩の日」となりました。食塩にはほかにも、食欲を増加させる作用があるため、減塩することは減量の助けにもなります。みなさんも、患者さんに上手に減塩をすすめてみてはいかがですか。

表 対象の違いによる減塩の目標値

対象	目標値
健康な男性（18歳以上）	8.0g未満
健康な女性（18歳以上）	7.0g未満
高血圧の予防と治療	6.0g未満
慢性腎臓病（CKD）	3g以上、6g未満

引用・参考文献

1) Chen, J. et al. Metabolic syndrome and salt sensitivity of blood pressure in non-diabetic people in China : a dietary intervention study. Lancet. 373（9666）, 2009, 829-35.

（坂根直樹）

Q38

高血圧と糖尿病は
関連がある？
改善のためにどうしたらよい？

A

はい、おおいに関係があります。糖尿病をもつ人は高血圧になりやすいのですが、改善するためのポイントが5つあります。

表 糖尿病患者さんが高血圧を合併しやすい理由

項目	病態
肥満	心拍出量増加、アンジオテンシンの増加（脂肪細胞）、交感神経の活性化（過食）
インスリン抵抗性	高インスリン血症による腎臓でのナトリウム排泄低下、腎への交感神経活性化、血管壁の肥厚など
循環血液量の増加	高血糖による浸透圧の上昇
腎機能低下	レニン-アンジオテンシン・アルドステロン系の不適切な活性化など
そのほか	酸化ストレスの増加、慢性炎症

糖尿病患者さんが高血圧になりやすい理由はいくつか考えられています。まず思いつくのは、肥満です。肥満だと心臓への負担が大きくなるのに加え、血圧を上昇させるアンジオテンシンなどの物質が、脂肪からたくさん分泌されます。次が「インスリン抵抗性」です。肥満や運動不足でインスリン抵抗性が強くなると、血糖値を下げるためにたくさんのインスリンが分泌されます。そうすると、腎臓でのナトリウムの排泄機能が低下するために、循環血液量が増加し、血圧が上昇してきます。ほかにも、腎臓への交感神経を活性化させたり、血管壁が厚くなって血管径が狭くなることも関係があると考えられ

ています。高血糖が続くと、血液中の浸透圧が上がるために循環血液量が増加し、むくみやすくなります。腎機能が低下すると、さらに血圧が上昇します（**表**）。改善のための5つのポイントは①減塩、②野菜やくだものからのカリウム摂取、③節酒、④減量、⑤運動です。患者さんに、それらを上手にすすめてみましょう。

▶ 引用・参考文献 ◀

1) Lastra, G. et al. Type 2 diabetes mellitus and hypertension : an update. Endocrinol. Metab. Clin. North. Am. 43 (1), 2014, 103-22.

（坂根直樹）

Q39

脂質異常症と糖尿病は
関連がある？
改善のためにどうしたらよい？

A

糖尿病に特徴的な脂質異常症のパターンがあります。改善のためのポイントは5つです。

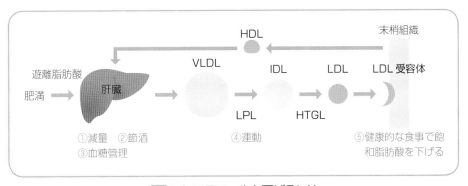

第3章
合併症と関連疾患

図 コレステロールを下げるには

　糖尿病患者さんに特徴的な脂質異常症のパターンは、空腹時と食後の中性脂肪の増加、HDLコレステロール（HDL-C）の低下です。LDLコレステロール（LDL-C）のなかでは粒子サイズの小さな、いわゆる超悪玉コレステロールと呼ばれている「small dense LDL」が増加し、心筋梗塞などのリスクが高まるとされています。脂質異常症と糖尿病の関係を考えるうえで、鍵となるのは肝臓です。肥満になると、血中に遊離脂肪酸が増加するために、肝臓でのVLDLの合成が盛んになります。これは高血糖や多量飲酒でも同様です。VLDLはリポたんぱくリパーゼ（LPL）や肝性トリグリセリドリパーゼ（HTGL）という酵素で代謝され、LDLになります。この回転を速くするには、運動でLPLのはたらきを高めるのが早道です。食事の

面では、卵などのコレステロールを制限するのではなく、菓子パンや牛丼などの飽和脂肪酸を控えることで改善が期待できます（エネルギー比7％未満）。改善の5つのポイントは①減量、②節酒、③血糖管理、④運動、⑤健康的な食事（とくに飽和脂肪酸に注目）です（図）。

▶ 引用・参考文献 ◀

1) Schofield, JD. et al. Diabetes Dyslipidemia. Diabetes Ther. 7 (2), 2016, 203-19.
2) Taskinen, MR. et al. New insights into the pathophysiology of dyslipidemia in type 2 diabetes. Atherosclerosis. 239 (2), 2015, 483-95.
3) 庄司哲雄. コレステロールはどのくらい下げたらよいの? Nutrition Care. 7 (11), 2014, 1043-5.

（坂根直樹）

Q40

メタボと糖尿病は
どのような関係があるの？

A

メタボリックシンドローム（メタボ）と糖尿病が発症するメカニズムとして共通しているのが「インスリン抵抗性」です。

表 メタボと糖尿病の病態

病気	病気発症のメカニズム	
メタボ	内臓脂肪蓄積によるインスリン抵抗性	→代謝異常
糖尿病	インスリン作用不足 （インスリン分泌不全＋インスリン抵抗性）	→高血糖

　メタボリックシンドローム（メタボ）と糖尿病は、深い関係にあります。その発症メカニズムはどうなっているのでしょうか。メタボの定義は日本と欧米で若干異なります。日本のメタボの定義は、内臓脂肪の蓄積に加え、代謝異常（血糖、脂質、血圧）が3項目中2つ以上あることとなっています。日本では、メタボの発症には内臓脂肪蓄積による「インスリン抵抗性」が関係あると考えています。一方、糖尿病はインスリン作用の低下により慢性的に高血糖が生じる病気です。このインスリン作用の低下は、「インスリン分泌不全」と「インスリン抵抗性」の両者が複雑に関係しています。糖尿病患者さんのなかには、インスリン分泌不全が主体の1型糖尿病の人やインスリン依存型の2型糖尿病の人もいれば、インスリン抵抗性が主体の肥満を伴う2型糖尿病の人もいます。つまり、メタボと糖尿病の発症メカニズムに「インスリン抵抗性」という共通点があるのです（**表**）。

▷ 引用・参考文献 ◁

1) Sattar, N. et al. Can metabolic syndrome usefully predict cardiovascular disease and diabetes? Outcome data from two prospective studies. Lancet. 371 (9628), 2008, 1927-35.
2) Chen, J. et al. Metabolic syndrome and salt sensitivity of blood pressure in non-diabetic people in China : a dietary intervention study. Lancet. 373 (9666), 2009, 829-35.

（坂根直樹）

第 4 章

療養指導・フットケア

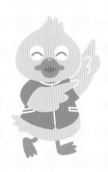

Q41

「血糖値は高いが
無症状なので放っている」
という人にどう指導する？

A

糖尿病の初期は、症状を自覚することが少ないといわれています。糖尿病を受容してもらえるような、糖尿病と身体症状を関連して考えられるような質問をしましょう。

自覚症状が少ないことが糖尿病の特徴です。自覚症状の乏しい患者さんが自分の体に今何が起こっているかをイメージしやすいような、具体的な質問をしてみましょう。そうすることで糖尿病への関心が高まることがあります。「夜間、トイレに行くことはありませんか？」「足がつりやすくなったり、体がだるいことはありませんか？」と質問することで、「それが糖尿病と関係あるの？」など、患者さんの気づきを促したり、症状があきらかになったりすることがあります。

人は危機感を感じることで重い腰を上げ、「生活習慣を変えよう」というやる気になりやすくなるといわれています（健康信念モデル、図）[1]。危機感をもってもらうことは大切ですが、「放っておくと眼が見えなくなったり、透析が必要になったりします」と患者さんを脅したり、一方的な指導は逆効果です。自覚症状が乏しく、病気であることを自覚しにくい状況にもかかわらず、恐怖心をあおるような声かけとなってしまうと、患者は逃避行動をとる可能性があり、心理的に傷つくことがあります。「症状がないうちにわかってよかったですね」と、糖尿病がわかったことを前向きにとらえられるような声かけをしていきましょう。

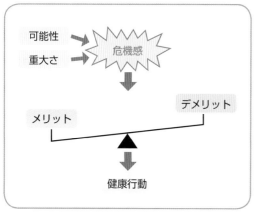

図 健康信念モデルを理解するための概略図
（文献1より引用改変）

▶ 引用・参考文献 ◀

1) 松本千明. "健康信念モデル（ヘルス・ビリーフ・モデル）". 医療・保健スタッフのための健康行動理論の基礎. 東京, 医歯薬出版, 2002, 5.
2) 厚生労働省. 平成23年受療行動調査（確定数）の概況.（https://www.mhlw.go.jp/toukei/saikin/hw/jyuryo/11/kakutei.html）. 2020年1月閲覧.
3) 松本千明. やる気を引き出す保健指導・患者指導：健康行動理論に基づいて. 日本保健医療行動科学会雑誌. 31（2）, 2016, 40-5.
4) 河口てる子編. "患者の行動変容に関する理論・モデル". 糖尿病患者のQOLと看護. 東京, 医学書院, 2001, 44-5.

（岡田照代）

Q42

「糖尿病はどうしても治らないの？」という人にどう指導する？

A

残念ながら糖尿病は完全には治りません。糖尿病は「上手にコントロールして付き合っていく」病気であることを伝えていきます。

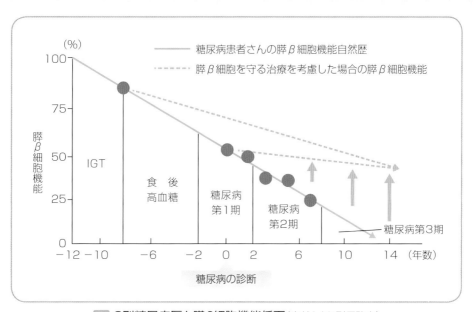

図 2型糖尿病歴と膵β細胞機能低下（文献1より引用改変）

1. 「治る」でなく「付き合う」

　血糖値を下げるホルモンであるインスリンを分泌しているのは、膵臓のβ細胞です。一般的に糖尿病を発症した時点で、すでにインスリン分泌能は正常の50％程度まで低下しているといわれています（図）[1]。これを回復させる治療は、今のところありません。

　しかし、糖尿病の初期に食事療法や運動療法を行うことで、血糖値がほぼ正常化する場合があります。ただし、治療を中断し、暴飲暴食をしたり運動をしなくなったりすると、膵β細胞

の疲弊・減少によりインスリン分泌不足が生じ、血糖値はふたたび上昇します。そのため、いったん糖尿病と診断された場合は、治療によって血糖値が正常化しても「治った」とは表現せず、「血糖コントロールがよくなっている」と伝えます。たとえ治らなくても、適切な治療を継続して良好な血糖コントロールが維持できれば、合併症の発症や進展を防ぐことができます。大切なのは、糖尿病は治す病気ではなく、コントロールして上手に付き合っていく病気であるということを患者さんに伝えていくことです。

2. 正しく理解できるようサポート

　治らないと伝えたことで落ち込んでしまう患者さんもいます。病気に対する知識がないと、漠然とした不安や戸惑いなどを起こすことがあります。患者さん自身が糖尿病を正しく理解し、前向きに治療に取り組めるよう、チーム医療で全面的にサポートしていく必要があります。

▶ 引用・参考文献 ◀

1）Lebovitz, HE. Insulin secretagogues : old and new. Diabetes Reviews. 7（3）, 1999, 139-53.
2）日本糖尿病学会 編・著. 糖尿病診療ガイドライン 2019. 東京, 南江堂, 2019, 446p.
3）日本糖尿病教育・看護学会編. 糖尿病に強い看護師育成支援テキスト. 東京, 日本看護協会出版会, 2008, 284p.
4）土川睦子. "糖尿病療養指導のポイント". はじめての糖尿病看護：カラービジュアルで見てわかる! 石本香好子編. 大阪, メディカ出版, 2017, 102-6.

（岡田照代）

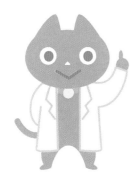

Q43

「好物をがまんしてまで
長生きしたくない」という人に
どう指導する？

A

患者さんの言葉を否定せずにあるが
ままに受け止め、なぜそのような思
いになったのかを聴き、
どのようなことならでき
そうかを一緒に考えまし
ょう。

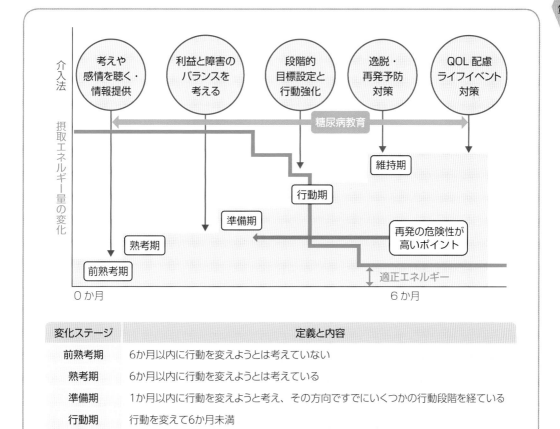

図 変化ステージモデル（文献1〜3を参考に作成）

その患者さんが、以前、血糖値をよくするた
めに大好きなお菓子やデザート、アルコールを
やめるように指導されたのではないかと推測し

ます。今までの生活において、患者さんがいか
に食べることを大切にしてきたかを知る必要が
あります。

患者さんには、生まれてからいろいろな経験をして培ってきた価値観や人生観があり、病気を自覚してから今までの症状や日常生活の変化と闘ってきた経験があり、現在があります。患者さんの感情や考え方を判断、批評、非難しないように聴くことで、患者さん自身が自分の体験について明確に理解し、それについての自分の感情を知り、自分の生活を主体的かつ客観的にみることができるようになります。

　患者さんにとって生きがいと感じるような嗜好品だからこそ、きちんと情報提供を行ったうえで、患者さんに合った方法で上手に食べられるような工夫を一緒に検討していきましょう。健康行動への変容と定着には5つのステージ（変化ステージモデル、図）[1-3] を経るといわれて

おり、そのステージに合わせたはたらきかけをすることが大切です。

▶ 引用・参考文献 ◀

1）石井均. "変化ステージモデル". 糖尿病ケアの知恵袋：よき「治療同盟」をめざして. 石井均編. 東京, 医学書院, 2004, 91.
2）土川睦子. "糖尿病療養指導のポイント". はじめての糖尿病看護：カラービジュアルで見てわかる！ 石本香好子編. 大阪, メディカ出版, 2017, 106.
3）日本糖尿病療養指導士認定機構編・著. "糖尿病患者のセルフケア行動：セルフケア行動を促す考え方". 糖尿病療養指導ガイドブック2019. 東京, メディカルレビュー社, 2019, 102‑3.
4）日本糖尿病教育・看護学会編. 糖尿病に強い看護師育成支援テキスト. 東京, 日本看護協会出版会, 2008, 284p.
5）米田昭子編. 糖尿病とともに生きる人へのナーシング・アプローチ. 大阪, メディカ出版, 2004, 172p.

（岡田照代）

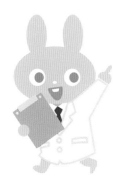

Q 44

何度指導しても血糖コントロールのよくならない人にどう指導する?

A

「困った患者さん」と決めつけず、患者さんの気持ちや思いを確認し、自己効力感を高めるようなかかわりをしてみましょう。

表 自己効力に影響する4つの情報と方略(文献1より)

	自己効力を高める情報	自己効力を下げる情報	方略
遂行行動の成功体験	・自分で行動し達成できたという成功体験の累積	・失敗体験の累積 ・学習性無力感	・行動形成(シェイピング法) ・ステップバイステップ法
代理的経験(モデリング)	・自分と同じ状況で、同じ目標をもっている人の成功体験や問題解決法を学ぶ	・条件の揃っている人ができているのを見聞きする	・モデリングの対象を選ぶ ・方法論を教える
言語的説得	・専門性に優れた魅力的な人から励まされたりほめられたりする ・きちんと評価される ・言葉や態度で支援され、「信じられている」「認められている」と感じる ・課題となっている行動を推奨する文化(社会的雰囲気)がある ・自己暗示をかける	・やっていることを認めてもらえない ・一方的に叱責される ・無関心を示されたり無視されたりする	・契約書(相互契約の確認書)を取り交わす ・患者自身がアクションプランを立てるのを援助する ・アドボカシー ・自己強化
生理的・情動的状態	・課題を遂行したときに、生理的・情動的に良好な反応が起こり、それを自覚する ・「できない」という思い込みから解き放たれる	・疲労、不安、痛み、緊張、空腹 ・マイナスの思い込み	・気づきを高める ・思い込みを論破する ・リラクセーション ・ポジティブシンキング ・リフレイミング

1. 療養指導の壁にぶつかるとき

患者さんの血糖コントロールは、なぜよくならないのでしょうか? そこには個々の患者さんの理由があります。どんな生活をしているのか、どんな思いを抱いているのかなど、まずは患者さんの話を聴くことが大切です。血糖値がよくないと結果だけに目を向けがちですが、その患者さんがどんな取り組みをしてきたか、そのプロセスに注目して解決の糸口を見つけてみましょう。頭ごなしに「だめ」といって患者さ

んを否定するような対応や、一方的に情報提供や指示をすることは、看護師への信頼感を損ねます。療養指導の壁にぶつかったときは、まず自分の療養指導をふり返ってみましょう。

2. 患者さんの状態に合った指導

自己効力感が高いとき、つまり「自分はうまくやれる自信があると思うとき」は、その行動をとりやすいといわれています。そのため、自己効力感を高めるような援助(**表**)[1]が必要です。自分自身で行動して達成できた体験(成功体験)

は、もっとも自己効力感を定着させるといわれています。最初から大きな目標を掲げるのではなく、患者さんが十中八九できそうな目標を一緒に考え、具体的な行動目標を立てます。一定期間それが達成できたら、次にすこし上の目標を設定するというステップ・バイ・ステップ法をとるとよいでしょう。自分と同じような状況の患者さんの成功体験を聞く方法（モデリング）や、専門的な立場である医療者が褒める、励ますこと（言語的説得）も自信につながります。血糖値が下がったら足のしびれがよくなったという経験や運動後の爽快感（生理的・情動的状態）は、生理的にも心理的にも良好な反応を起こすことがあります。

▶ 引用・参考文献 ◀

1) 安酸史子. "自己効力理論：「こうしたらどうなるだろう」を考える". 糖尿病患者のセルフケアマネジメント教育：エンパワメントと自己効力. 改訂2版. 大阪, メディカ出版, 2010, 112-4.
2) 日本糖尿病教育・看護学会編. 糖尿病に強い看護師育成支援テキスト. 東京, 日本看護協会出版会, 2008, 284p.
3) 日本糖尿病療養指導士認定機構編・著. "糖尿病患者のセルフケア行動：セルフケア行動を促す考え方". 糖尿病療養指導ガイドブック2019, 東京, メディカルレビュー社, 2019, 102-3.

（岡田照代）

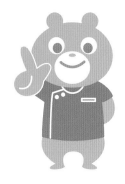

Q45

「足を見ることと糖尿病は
関係があるの?」という人に
どう指導する?

A

患者さんと一緒に足を見たり触れた
りしてもらいながら、トラブルにな
るリスクがあることを
具体的に伝えます。

1. 高血糖と足病変

　患者さんの発言から、糖尿病と足病変に関す
る認識不足がわかります。糖尿病で足を切断す
る場合があると聞いたことはあっても、実際に
は糖尿病との関係をよく知らず、自分のことと
してとらえられていない患者さんは多くいます。
高血糖状態は図[1]のように足病変の発生にかか
わっています。糖尿病は罹患年数が長くなると
痛みを感じにくくなります。ささいな傷に気づ

かず放置してしまい、悪化すると足壊疽や足切
断につながります。そのため、足を見て早期発
見することが大切なのです。

2. 当事者意識をもたせるために

　糖尿病と足病変について説明するだけでは、
患者さんはなかなか自分のこととしてとらえら
れません。患者さんの足にある白癬や胼胝など
のトラブルを指して「血糖値が高いと、ここか
らばい菌が入って足が腐ることがある」「糖尿
病歴が長いと、くぎを踏んでも気づかなくなる」
と具体的に伝えれば、患者さんみずから足を見
ることの大切さに気づくかもしれません。

　このように、実際に患者さんと一緒に足を見
て触れてもらうことは、足の状態を肌で感じ、
自分のこととしてとらえることにつながります。
また看護師がフットケアを行い患者さんの足に
触れることも、自分の足を大切にされていると
感じ、患者さんみずから足を大切にしよう、足
を見ようと思えることにもつながります。

①足の状況
神経障害や血流障害、
それらによる足病変

④生活状況
靴の習慣、靴ずれ、
蒸れやすさ、
保清の習慣、
傷や熱傷のリスク、
など

②全身状態
高血糖で易感染、
皮膚の乾燥、足白癬、
低栄養、浮腫、
足の感覚低下、
視力低下、など

糖尿病足病変

③セルフケア状況
足への関心、観察習慣の有無、
保清・保湿ケア状況、など

図 糖尿病と足病変の発生要因
（文献1より引用改変）

▶ 引用・参考文献 ◀

1) 日本糖尿病教育・看護学会編. 糖尿病看護フットケア
技術. 第3版. 東京, 日本看護協会出版会, 2013,
256p.
2) 日本糖尿病学会 編・著. 糖尿病治療ガイド2018-
2019. 東京, 文光堂, 2018, 128p.

（保科好美）

Q46

「水虫は命にかかわらないから放っている」という人にどう指導する？

A

水虫（白癬）による皮膚の亀裂やびらんから感染するリスクを伝え、患者さんが継続できる手入れを一緒に考え提案します。

1. 知識と現状を伝える

　患者さんの発言から、水虫（白癬）があるとどうなるかという認識不足がわかります。薬を塗るよう伝えるだけでは治療中断のもとになるため、薬を塗る必要性についての情報提供が必要です。白癬は白癬菌という真菌による皮膚感染症で、糖尿病患者さんの多くがもつ代表的な感染症です。①角質増殖型白癬、②水疱型白癬、③趾間型白癬の3つのタイプと爪白癬があり（図）、複数のタイプが併存する場合もあります。足と爪の両方を治療しなければ感染をくり返し

ます。どのタイプもかゆみを伴わないことが多く、患者さん自身も気づかない場合が多いため、足を一緒に見て「ここが水虫ですね」と伝えます。

2. 指導は具体的に

　Q45で述べたように、高血糖状態によって感染・悪化しやすいのは白癬も同様で、「放置するとばい菌が入って悪化することもある」とくわしく伝えます。薬の使用は継続が大切なので、「お風呂あがりに足をよく拭き、1日1回でよいので薬を塗ってください」「薬をお風呂場に置いておくのはどうでしょう？」と具体的に使用方法を伝え、工夫を提案します。薬の使用をどうしてもいやがる患者さんには、足をていねいに洗い、清潔にすることから始めてもらいましょう。そして患者さんの生活習慣を聞きながら、「これならできそうだ！」と思える具体策を一緒に考えていきます。足を一緒に見て、白癬の改善を認めて称賛することも、手入れを続けようというやる気につながります。

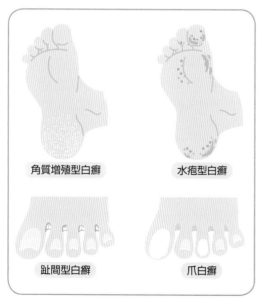

角質増殖型白癬	水疱型白癬
趾間型白癬	爪白癬

図 足白癬のタイプ

▶ 引用・参考文献 ◀

1）日本糖尿病教育・看護学会編. 糖尿病看護フットケア技術. 第3版. 東京, 日本看護協会出版会, 2013, 256p.

（保科好美）

Q 47

患者さんに伝えたい
足に関する生活上の注意点・
セルフケアは？

A

「よく見る」「清潔にする」「傷を作らない」「靴や靴下を正しく履く」ことが足を守るために重要です。

表 足病変を予防するために患者さんに伝えたい生活上の注意点・セルフケア

足を清潔にする	毎日足をていねいに洗い、洗ったあとは清潔なタオルで水分を拭き取りましょう。
爪は正しく切る	深爪しないようにします。切りにくい場合は無理に切らずに医療者に相談しましょう。
傷を作らない	軽石とナイロンタオルは使用を避けます。胼胝や鶏眼は自分で削らずに、早めに医療機関を受診しましょう。皮膚の乾燥には保湿をしましょう。
暖房器具は肌に直接使用しない	湯たんぽ、こたつ、カイロを肌に密着させて使用しないようにしましょう。入浴時は湯加減を確認してから入りましょう。
靴・靴下は正しく履く	靴を履く前に、なかに小石などの異物が入っていないか確認し、足の甲がフィットするように毎回ひもを結び直して履きます。靴下は締めつけのないものがおすすめです。

Q45で患者さんが足を見ることが大切だと述べました。「お風呂あがりに、足趾のあいだを開いてよく拭き、白癬による皮膚のめくれがないか毎日見てくださいね」というように、「いつ」「どこを」「どのように見るのか」、その患者さんの状態に合わせて具体的に伝えましょう（表）。

看護師の行う観察やフットケアは、患者さんのセルフケアのお手本になります。フットケアに関するパンフレットなどを利用し、足に触れながら一緒にセルフケア方法を確認することもよいでしょう。

▶ 引用・参考文献 ◀

1）日本糖尿病教育・看護学会編. 糖尿病看護フットケア技術. 第3版. 東京, 日本看護協会出版会, 2013, 256p.

（保科好美）

第 **5** 章

薬物療法

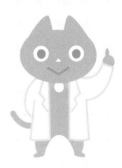

Q48

「薬をすすめられたが食事と運動だけでがんばりたい」という人にどう指導する？

A 患者さんの「食事と運動だけでがんばりたい」という気持ちを認め、その背景にある本当の理由を聞いてみましょう。

1. 薬物療法に抵抗する原因

医師に薬を始めようといわれた患者さんが薬物療法に抵抗を示す場合、さまざまな原因が考えられます。原因とは、たとえば①食事療法と運動療法がまだ不十分だと感じている、②低血糖などの副作用が怖い、③費用が高いと感じている、④めんどうだと感じている、などで原因ごとに対応が違ってきます。

2. 原因別の対処方法

①の場合、インスリン抵抗性が強いタイプの患者さんでは、食事療法と運動療法を見直すことで効果があるかもしれません。しかし、インスリン分泌が枯渇しているタイプであれば、食事療法と運動療法のみでは改善が困難です。インスリン分泌状態や抵抗性の検査値（**表**）を参照に自分の病態を理解してもらいましょう。ま

た、薬によっては血糖値を下げる以外の効果（膵臓、腎臓、大血管保護作用）が期待されていることを伝えると、薬物療法への抵抗が軽減する場合があります。②の場合は、低血糖の心配のない薬が多いことや、もし低血糖を起こす可能性のある薬だった場合は、あらかじめ対処法を伝えます。③の場合、薬価は種類により1錠約10〜200円台とさまざまで、患者さんの経済状況に合わせて処方できます。④の場合、週1回の経口薬や配合薬もあり、飲む回数やタイミングも、生活に合わせた処方ができます。

このように、現在の薬物療法は、個人の病態や生活状況を考えてオーダーメイド治療ができるようになっています。今回の質問のように、食事療法と運動療法のみで生涯血糖コントロールをしていくことはかなりのストレスになると思います。「薬物療法を行うことで安心して生活できる」など、メリットについて患者さんと話し合うこともよいでしょう。

表 インスリン分泌能・インスリン抵抗性の検査

インスリン抵抗性の検査
HOMA-R

インスリン分泌能の検査
HOMA-β・インスリン分泌指数
空腹時血中Cペプチド値
グルカゴン負荷試験
24時間尿中Cペプチド排泄量
Cペプチド指数

> 引用・参考文献

1）日本糖尿病学会 編・著. "病型・病期・病態の検討のための検査". 糖尿病専門医研修ガイドブック. 改訂第7版. 東京, 診断と治療社, 2017, 58-9.

（関根智子）

Q49

「薬が変わったけれど病気が悪くなったの?」という人にどう指導する?

A

糖尿病がよくなっても、悪くなっても薬は変わります。薬が変更になった理由を、一緒に考えてみましょう。

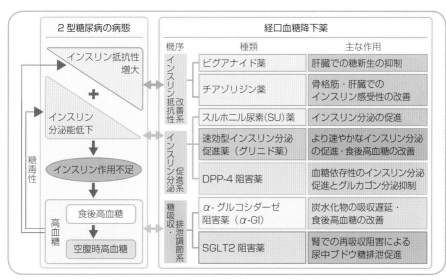

図 病態に合わせた経口血糖降下薬の選択（文献1 p.33より）

2型糖尿病の病態	経口血糖降下薬		
	機序	種類	主な作用
インスリン抵抗性増大	インスリン抵抗性改善系	ビグアナイド薬	肝臓での糖新生の抑制
		チアゾリジン薬	骨格筋・肝臓でのインスリン感受性の改善
インスリン分泌能低下	インスリン分泌促進系	スルホニル尿素(SU)薬	インスリン分泌の促進
		速効型インスリン分泌促進薬（グリニド薬）	より速やかなインスリン分泌の促進・食後高血糖の改善
インスリン作用不足		DPP-4阻害薬	血糖依存性のインスリン分泌促進とグルカゴン分泌抑制
食後高血糖	糖吸収・排泄調節系	α-グルコシダーゼ阻害薬（α-GI）	炭水化物の吸収遅延・食後高血糖の改善
空腹時高血糖		SGLT2阻害薬	腎での再吸収阻害による尿中ブドウ糖排泄促進

糖尿病は進行する病気です。当初は単剤の薬物療法で血糖コントロールができていても、経過とともにインスリン分泌能低下やインスリン抵抗性増大によって、薬物の追加や種類変更の必要性が出てきます。また、食事療法や運動療法が不十分なことが原因で起こる薬の二次無効や、身体状況や生活状況、セルフケア状況の変化が原因で変更することもあります。反対に、生活習慣の改善や薬物治療により糖毒性が解除された場合も、変更や中止になることがあります。血糖降下薬は経口薬のみで7種類あり、作用機序がそれぞれ違います（図）[1]。患者さんのそのときの病態や生活状況に合わせて処方されるために、「薬が変更になる」ということは、ていねいな治療が行われていることだともいえます。ただし、どうして変更になるのかを患者さんと一緒に考え、理解してもらうことが重要です。

▶ 引用・参考文献 ◀

1）日本糖尿病学会 編・著. 糖尿病治療ガイド2018-2019. 東京, 文光堂, 2018, 31-6.

（関根智子）

第5章 薬物療法

Q 50

インスリン分泌促進系の薬の
指導ポイントは？

A

単剤使用、または併用で低血糖を起こす可能性が強いので、低血糖の対処予防について指導します。

1. スルホニル尿素（SU）薬

インスリン分泌促進系の薬はスルホニル尿素（SU）薬、速効型インスリン分泌促進薬（グリニド薬）、DPP-4阻害薬です。SU薬は、膵臓のβ細胞を刺激してインスリンを12〜24時間と長時間分泌させる効果があります。血糖変動に関係なくインスリンを分泌するために、副作用として低血糖のリスクが高く、以下の対処予防指導が必要です。

①薬の効果作用時間・副作用（低血糖など）の情報提供をする。

②低血糖症状（図）[1]出現時はすぐに糖分（ブドウ糖10gと補食1単位程度）を摂取する。

③食事をとらないときは服用中止、食事時間が遅れたりいつもより活動量が多いときは補食をする、外出時は補食を携帯するなど、低血糖

が起こる状況を予測し予防する。

④腎・肝疾患のある患者さんや高齢者は低血糖が遷延しやすいため、家族などの身近な人にも指導内容を伝えておく。

SU薬はほかにも、食事療法と運動療法を遵守しないと、体重増加や薬の二次無効となりやすいので注意が必要です。

2. 速効型インスリン分泌促進薬（グリニド薬）

グリニド薬は、SU薬よりも効果がすみやかに起こり、約3時間と短時間で作用が消失するという特徴があります。SU薬と同様に低血糖のリスクがあるために、低血糖の指導が必要となります。なお、毎食直前に飲む必要があり、食事の30分以上前に飲むと低血糖を起こしやすくなります。反対に飲み忘れた場合は、その回の服用を中止します。飲むタイミングの確認や飲み忘れないための工夫が必要です。

3. DPP-4阻害薬

DPP-4阻害薬は、血糖依存的にインスリン分泌を促進してグルカゴン分泌を抑制するため、単独投与では低血糖の可能性は少ないといわれています。しかし、SU薬やグリニド薬、インスリン製剤と併用すると重篤な低血糖を起こすことがあるため、低血糖対策の指導が必要となります。

血糖値 (mg/dL)	症状
70 60 55	交感神経症状 空腹感・脱力感・発汗・手指振戦・動悸・不安感・眩暈など
50 40 30	中枢神経症状 頭痛・目のかすみ・動作緩慢・集中力低下
20	痙攣・昏睡

図 低血糖の自覚症状（文献1を参考に作成）

■ 引用・参考文献

1）日本糖尿病療養指導士認定機構編・著. "合併症・
　併存疾患の治療・療養指導：急性合併症：低血糖".
　糖尿病療養指導ガイドブック2019. 東京, メディカルレ
　ビュー社, 2019, 164-7.

2）日本糖尿病学会 編・著. "薬物療法：経口薬療法".
　糖尿病治療ガイド2018-2019. 東京, 文光堂,
　2018, 52-60.

（関根智子）

第5章
薬物療法

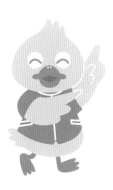

Q51

糖吸収・排泄調節系の薬の
指導ポイントは？

A

α-グルコシダーゼ阻害薬（α-GI）
は、食事直前の飲み忘れ予防につい
て、SGLT2阻害薬は、
脱水予防について指導
します。

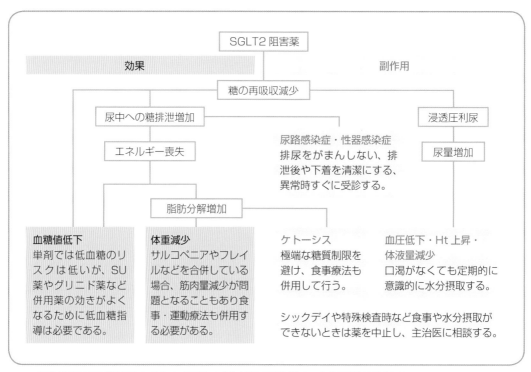

図 SGLT2阻害薬のおもな効果・副作用と指導ポイント（2型糖尿病）（文献1を参考に作成）

1. α-グルコシダーゼ阻害薬（α-GI）

　糖吸収・排泄調節系の薬は、α-グルコシダーゼ阻害薬（α-GI）とSGLT2阻害薬です。

　α-GIは、二糖類を単糖類へ分解する酵素を阻害することで、食物中の糖の消化吸収を阻害して食後の血糖上昇をゆるやかにする作用があります。副作用として下痢、腹部膨満、放屁増加などの消化器症状が出現しますが、症状は数

か月で消失することを伝え、患者さんの不安軽減に努めてください。

　服用時の注意事項は、食物と混在することで効果を発揮するために、3食の直前に飲む必要があることです。そこで、財布に常備する、箸と一緒に食卓に置くなどの飲み忘れ防止策を、個々で工夫してもらいます。

　スルホニル尿素（SU）薬などの他剤と併用

して低血糖を起こした場合は、二糖類を分解する酵素が阻害されているため、単糖類であるブドウ糖をとらないと早く回復できません。そのため、常時ブドウ糖を携帯することをすすめてください。

2. SGLT2阻害薬

SGLT2阻害薬は、原尿から血液中へ糖を再吸収するための輸送たんぱくであるナトリウム-グルコース共輸送体2（SGLT2）を阻害することで、糖を尿中へ排泄して血糖値を低下させる作用があります。効果・副作用・予防指導について図に示します[1]。

▶ 引用・参考文献

1）医療情報科学研究所編. "糖・脂質代謝の疾患と薬". 薬がみえる vol.2. 東京, メディックメディア, 2015, 28-32.
2）日本糖尿病学会 編・著. "薬物療法：経口薬療法". 糖尿病治療ガイド2018-2019. 東京, 文光堂, 2018, 52-60.
3）SGLT2阻害薬の適正使用に関する委員会. SGLT2阻害薬の適正使用に関するRecommendation（2019年8月6日改訂）. (http://www.fa.kyorin.co.jp/jds/uploads/recommendation_SGLT2.pdf). 2020年1月閲覧.

（関根智子）

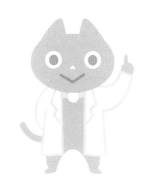

Q52

GLP-1受容体作動薬の指導ポイントは？

A

患者さんが自分の病状に必要な注射であると理解し、納得したうえで安全に実施できるよう指導します。

1. 比較的新しい注射薬

糖尿病の注射薬にはGLP-1受容体作動薬とインスリン製剤の2種類があります。GLP-1受容体作動薬が日本国内で使われ始めたのは2010年と比較的新しい注射薬であり、患者さんによっては、はじめて知る薬かもしれません。患者さんが自分の病状に必要な注射だと納得できるよう、理解状況を確認しながら説明します。

グルカゴン様ペプチド-1（GLP-1）は、小腸から分泌されてインスリンの分泌を促すホルモンの一つですが、すぐに分解されはたらきを失います。そこで、分解されにくいよう開発された薬が、GLP-1受容体作動薬です。

2. 作用

この薬は、血糖値が高いときだけインスリンの分泌を促し[1]、グルカゴン分泌を抑制することで血糖値を低下させます。また、食物を胃から小腸へ送り出す速度を遅くするはたらきによって、食後の血糖値上昇を抑えます。さらに中枢神経系に作用して食欲を抑制し、体重減少が期待できます（図）。患者さんに説明するときには、体のなかでどのように作用するのか、人体のイラストなどを利用して説明するとわかりやすいでしょう。

3. 使用方法

注射手技指導は、各製剤の使用説明書に沿って看護師が実演し、その後患者さんに実施してもらいます。うまくできた部分を評価し、くり返し練習します。投与量や投与間隔、投与時間、空打ちの有無などは、製剤によって異なります。週1回注射する製剤の場合は、打ち忘れがないよう、ゆとりをもって実施できる曜日や時間帯を患者さんと一緒に考え、打ち忘れたときの投与方法についても説明します。

4. 副作用

副作用としては、食べ物が長いあいだ胃の中

図 GLP-1受容体作動薬の作用

中枢神経系
食欲を抑制し体重減少が期待される

胃
食物をゆっくり排出し食後の高血糖を抑制

GLP-1受容体作動薬

血糖が高いときだけ一人で三役！

膵臓
インスリン分泌促進グルカゴン分泌抑制

に残るようになるため、下痢や便秘、吐き気などの消化器症状が現れることがあります。症状が長引いたり激しくなる場合は、受診するよう指導します。スルホニル尿素（SU）薬やインスリン製剤と併用する場合は、低血糖が現れる可能性があるため[1]、対処方法についても説明します。

▶ 引用・参考文献 ◀

1) 日本糖尿病療養指導士認定機構編・著. "糖尿病の基本治療と療養指導". 糖尿病療養指導ガイドブック2019. 東京, メディカルレビュー社, 2019, 51-96.
2) 添田百合子編. "糖尿病の薬物療法". 糖尿病のなぜ? なに? Q&A100：患者さんの素朴なギモンにちゃーんと答える! 糖尿病ケア2017年春季増刊. 大阪, メディカ出版, 2017, 183-251.

（前田るみ）

第5章

薬物療法

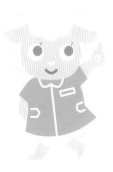

Q53

インスリン製剤の自己注射指導時のポイントは？

A 自己注射に対する患者さんの受け入れ状況を把握し、患者さんの反応や能力に合わせて指導します。

1. 受け入れ状況の把握

インスリン療法は、患者さんの同意があるからとすぐに指導を始めるのでなく、まず患者さんの受け入れ状況を把握し、受け止めることが大切です。自己注射に対してどのような思いをもっているのか、必要性をどのように理解しているのかを聴きます。誤解や説明不足があれば、一つひとつ解決します。

2. 注射手技はその人に合う方法で指導

注射手技指導は、説明書を用いながら行いますが、患者さんの年齢などを考慮し、手順を簡略化するなどの工夫が大切です。そして患者さんが「できそうだ」と思えるまで、くり返し練習します。針の装着、懸濁液の場合は混和方法、注射部位についてなど、患者さんは多くのことを習得する必要があります。はじめて注入器を手にする患者さんがスムーズに実施できないことは当然であり、使用説明書に沿って、個々の反応や能力に合わせて指導します。

3. 指導のポイント

指導時には「単位合わせがスムーズですね」など、患者さんのできている部分を見いだして伝えます（図1）。加齢や合併症の影響で手の

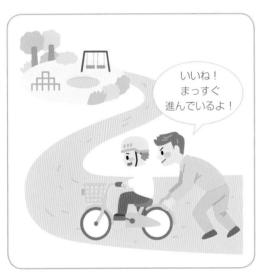

図1 自己注射指導のポイント

「最初から上手にできないのは当たり前」と考え、できている部分を見いだし声をかける。

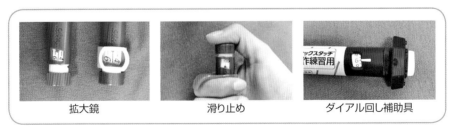

拡大鏡　　　　　滑り止め　　　　ダイアル回し補助具

図2 インスリン補助具の例

巧緻性や視力が低下した患者さんには、滑り止めや拡大鏡などの補助具（図2）の活用や、注入器の選択や変更を検討するとよいでしょう。

それとともに、低血糖やシックデイの対処方法について説明して理解を得ることも重要です。これまで実際に低血糖やシックデイを経験したことがあるかを尋ねたうえで、予防方法、確認方法、対処方法について説明します。インスリン療法を開始するときは、多くのことを説明する必要があるため、ポイントをくり返すことや具体的で活用しやすい指導を心がけましょう。

また高齢の患者さんでは、インスリン療法のサポートのために、家族や身近な人を交えて開始することが望まれます。

▶ 引用・参考文献 ◀

1）日本糖尿病教育・看護学会編. "インスリン注射手技指導". 糖尿病看護ベストプラクティス インスリン療法. 東京, 日本看護協会出版会, 2014, 45-65.
2）日本糖尿病療養指導士認定機構編・著. "糖尿病の基本治療と療養指導". 糖尿病療養指導ガイドブック2019. 東京, メディカルレビュー社, 2019, 51-96.

（前田るみ）

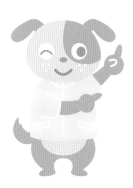

Q54

食欲がなく
食事がとれないとき
飲み薬や注射はどうする?

A

薬によって調整する必要があります。持効型や中間型のインスリン製剤の場合は継続が原則です。

表1 血糖降下薬使用時に食事がとれない場合の対応(経口薬)

薬剤	食事がとれないときの対応*	なぜ?
スルホニル尿素薬 速効型インスリン分泌促進薬	食事量3分の1以下なら休薬 食事量半分なら半量	低血糖のリスクがあるため
DPP-4阻害薬	食事量半分以下なら休薬	食後の血糖が高いときに作用するので、服用しても効果が期待できない場合があるため
ビグアナイド薬	休薬	脱水で副作用の乳酸アシドーシスをひき起こすおそれがあるため
SGLT2阻害薬	休薬	脱水やケトーシスを強めるリスクがあるため
α-グルコシダーゼ阻害薬	休薬	腹部症状を強める可能性があるため
チアゾリジン薬	休薬	しばらく作用が続き大きく影響しないため

*原則の対応のため、あらかじめ主治医に確認が必要。

1. 経口薬の対応（**表1**）

インスリン分泌系促進薬のスルホニル尿素（SU）薬や速効型インスリン分泌促進薬（グリニド薬）は、食事がとれないと低血糖のリスクがあるため、食事量が半分のときは半量に、3分の1以下のときは休薬します。DPP-4阻害薬は、食事がとれなければ服用しても血糖降下作用が少ないことが予想されます。そのため、食事量が半分以下のときは休薬します。ビグアナイド薬は、食事がとれないことに伴う脱水により、副作用の乳酸アシドーシスが起こりやすくなるので休薬します。SGLT2阻害薬は、脱水やケトーシスを強めるように作用するので休薬します。α-グルコシダーゼ阻害薬（α-GI）は、

下痢などの腹部症状を強める可能性があるため休薬します。チアゾリジン薬は、中止してもしばらく血糖値に大きく影響しないので休薬します。

2. 注射薬の対応（**表2**）

GLP-1受容体作動薬は、さらに食欲を低下させ消化管の運動を抑制させるので中止します。

インスリン製剤は、1型糖尿病と2型糖尿病で対応が異なります。1型糖尿病の場合、まったく食事をとれなくても、持効型などの基礎インスリン製剤は原則として減量せず実施します。血糖自己測定（SMBG）を数時間おきに行い、超速効型や速効型インスリン製剤で血糖をコントロールします。2型糖尿病の場合、強化イン

表2 血糖降下薬使用時に食事がとれない場合の対応（注射薬）

薬剤	食事がとれないときの対応*	なぜ？
GLP-1受容体作動薬	中止	消化管の運動を抑制するため
インスリン製剤	**1型糖尿病** • 基礎インスリン（持効型・中間型） ⇒原則続行 • 追加インスリン ⇒食事量・血糖自己測定値によって判断 **2型糖尿病** • 強化インスリン療法の場合 ⇒1型に準じる • 1日1〜2回法の場合 ⇒食事量・血糖自己測定値によって判断	• 基礎インスリンを中止するとケトン体の産生が進み、ケトアシドーシスを起こすおそれがあるため • 食事がとれなくてもストレスホルモン分泌によって高血糖になる可能性があるため、追加インスリンは、食事量（おもに糖質）・血糖自己測定値によって調整が必要である

＊原則の対応のため、あらかじめ主治医に確認が必要。

第 **5** 章

薬物療法

スリン療法の場合は1型に準じた対応です。1日2回法や1回法の場合は食事量やSMBG値によって調整します。

食事がとれないときは血糖コントロールが乱れやすいため、あらかじめ主治医に確認し、服薬方法について指導します。食事がとれない状態が1日以上続くようであれば、受診をすすめます。

► 引用・参考文献 ◄

1）日本糖尿病療養指導士認定機構編・著. "特殊な状況・病態時の療養指導". 糖尿病療養指導ガイドブック2019. 東京, メディカルレビュー社, 2019, 203-18.
2）添田百合子編. "糖尿病の薬物療法". 糖尿病のなぜ？なに？ Q＆A100：患者さんの素朴なギモンにちゃーんと答える! 糖尿病ケア2017年春季増刊. 大阪, メディカ出版, 2017, 183-251.
3）細井雅之編. "薬物療法の患者説明シート8". 魔法の糖尿病患者説明シート50＋α：ダウンロードでそのまま使える! 患者さんがみるみる変わる! 糖尿病ケア2016年春季増刊. 大阪, メディカ出版, 2016, 189-231.

（前田るみ）

Q55

「一生やめられないから
インスリンはいやだ」
という人にどう指導する？

A

言葉の背景にある思いを聴き、受け止めたうえで、なぜインスリン治療が必要なのか理解できるよう支援をします。

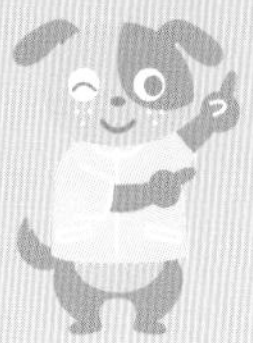

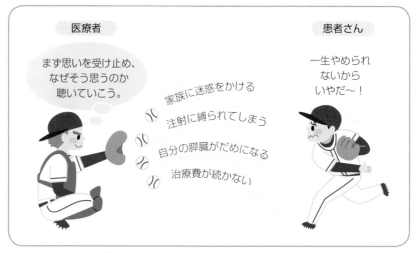

図 インスリン治療開始時の医療者の姿勢

（図中テキスト）

医療者

まず思いを受け止め、なぜそう思うのか聴いていこう。

家族に迷惑をかける
注射に縛られてしまう
自分の膵臓がだめになる
治療費が続かない

患者さん

一生やめられないからいやだ〜！

1. 患者さんの気持ちを受け止める

インスリン療法に対するイメージは患者さんによって異なりますが、一般的には「痛い」「怖い」「めんどう」「難しい」「一生続きやめられないと聞いた」など、負のイメージが強くあります。まずは患者さんの「打ちたくない」という思いを受け止めたうえで、言葉の背景にある具体的な不安や困難に耳を傾け対応します（図）。たとえば、「生活を制限され旅行に行けなくなる」「自分でできなくなったら家族に迷惑をかける」「治療費を払い続けられない」など、さまざまな要因が考えられます。

2. 正しい知識を伝える

また、インスリン治療の必要性について医師からどのように説明されたのかを尋ね、患者さんの言葉で語ってもらいます。

インスリン分泌状況などの検査値やこれまでの経過、病状や身体症状と照らし合わせて、患者さんとともにインスリン治療の必要性を確かめます。また2型糖尿病の場合には、必ずしもインスリン治療が一生続くとは限らないことがあります。主治医に患者さんの思いを伝え、治療方針を確認します。そして患者さんには、まずはがんばってきた膵臓を休ませることも大切

であること、インスリン分泌能が温存している早期からのインスリン療法の導入が肝要であることを説明します。導入した患者さんの半数は「早く始めればよかった」と感じたという調査結果もあります[1]。

3. 周りの人に協力してもらう

　個々の対応では限界もあるため、医師や薬剤師、医療ソーシャルワーカーなど、多職種で相談しながらかかわります[2]。患者さんの同意のもとに、家族へ説明して協力を仰ぐ、患者会などを通じて実際に自己注射をしている患者さんの話を聞いてもらうなど、一回り広げた協力を得て支援を行います。

▶ 引用・参考文献 ◀

1）糖尿病ネットワーク. 2型糖尿病の治療実態調査「DAWN JAPAN調査」. (https://www.dm-net.co.jp/calendar/2006/003922.php). 2020年1月閲覧.
2）日本糖尿病教育・看護学会編. "インスリン療法の受入れ状況の把握と対応". 糖尿病看護ベストプラクティス インスリン療法. 東京, 日本看護協会出版会, 2014, 35-43.

（前田るみ）

第5章
薬物療法

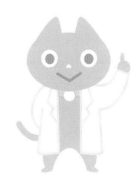

Q56

「インスリンを打つと太るから
いやだ」という人に
どう指導する？

A

インスリン注射に対する患者さんの
イメージを受け止め、「太りたくな
い」という患者さんの
思いを聴きましょう。

1. インスリン治療への思い

まずは、「インスリン注射をすると太る」と
いうインスリン注射へのイメージを否定せず、
受け止めて思いを聴きます。次に患者さんが、
自分の体にとってインスリン注射がどれだけ必
要かを、どの程度理解しているか確かめます。

ふだんから体重を増やさないよう指導されて
いる人も多く、「インスリン注射をすると太る」
と聞けば抵抗感をもつ人もいます。とくに若い
女性患者さんでは、太りたくないからインスリ
ン製剤を減らして打つ、あるいは思い切り食べ
たいという欲求を満たすために、むちゃ食いを
して自分で誘発して吐くなど、さまざまな思い
を抱える人がいます。患者さんがなぜそのよう
な考えや行動になったのかを知り、インスリン

治療に対する肯定的な気持ちと抵抗感のバラン
スを確認することが必要です（図）[1]。

2. うまく付き合う方法

インスリンは、ブドウ糖を細胞に取り込むは
たらき以外に、脂肪やたんぱく質を調整するは
たらきも担っています。そのため、過剰に食事
や間食をとったり運動量が少なかったりすると、
エネルギーとして消費されない糖が脂肪として
蓄積され、体重が増加します。また、インスリ
ン注射の影響によって低血糖時に過剰に食べて
しまう患者さんでは、低血糖の頻度が多いと体
重増加につながることもあります。実際には、
インスリン療法を始めたとしても、食事のバラ
ンスや摂取量、運動を継続することで体重の増
加を抑えることができます。

患者さんへインスリン注射の作用を具体的に
説明し、うまく付き合っていく方法を一緒に考
えていきましょう。

QOL を悪化させる要因	
・時間の自由度・行動範囲の制約	
・注射行為と針の痛み	
・器具の扱いやすさや面倒さ	
・実存的要素	
・体重増加	QOL を改善させる要因
・低血糖	・血糖コントロール
・費用	・合併症予防
	・満足度
	・well-being

図 インスリン治療の生活の質（QOL）を
修飾する要因（文献1より引用改変）

▶ 引用・参考文献 ◀

1) 石井均. インスリン治療に伴う心理的負担.
PRACTICE. 27 (6), 2010, 663-8.
2) 日本糖尿病教育・看護学会編. 糖尿病看護ベストプラ
クティス インスリン療法. 東京, 日本看護協会出版会,
2014, 216p.

（渡邊真智子）

Q57

「注射が1日4回になった
けれど、そんなに悪いの?」
という人にどう指導する?

A

1日4回のインスリン注射をするよう
になった患者さんの気持ちを聴き、
治療への不安を解決でき
るように支援しましょう。

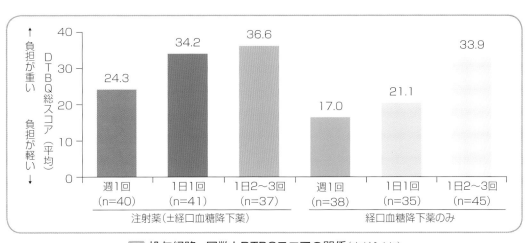

図 投与経路・回数とDTBQスコアの関係（文献1より）

1. 治療内容の強化で負担感増

まずは、「1日4回インスリン注射をするほど糖尿病が悪くなったのではないか」と不安に感じている患者さんの気持ちを受け止めましょう。患者さんのなかには、「注射はしたくない」「インスリン量を増やしたくない」とがんばっている人もいます。2型糖尿病患者さんの薬物治療の負担感と満足に関する調査（DTBQ）によると、「インスリン療法が始まる」「製剤の量や回数が増える」など、治療内容が強化されたときは心理的状況が変化しやすく、治療への負担感が増していきます（図）[1]。このような場面では、思いを表出できるようにインスリン注射に対するイメージを聴き、治療への不安を確認します。

そして、それらに一つひとつ対応し、治療強化を受け入れられるように支援します。

2. インスリン治療が必要なとき

1型糖尿病であれば、頻回のインスリン治療が必須となります。1型糖尿病の発病早期には、頻回注射を行わなくとも血糖コントロールが可能な時期もありますが、経過により注射が必要になります。これは病気の自然経過によるものです。2型糖尿病の場合は、インスリンを体外から補充して疲れた膵臓を一時的に休めることによって、インスリン注射の回数を減らせる可能性があります。

そのほか糖毒性の解除のためや手術前、ステロイド治療中など一時的に頻回注射を行うこと

第**5**章

薬物療法

もあります。また糖尿病の病状は、合併症が進んだ患者さんのほうがより重症だと考えられ、注射の有無や回数は重症度を示すものではありません。

　患者さんの病状やライフスタイルに合わせて、よりよい方法を選択できるように一緒に考えていきましょう。

▶引用・参考文献◀

1）奈良県立医科大学・日本イーライリリー. 2型糖尿病患者の薬物療法の負担感と満足度に関する調査 DTBQの開発と試験結果を発表：糖尿病治療薬の投与頻度と患者負担の相関関係が浮き彫りに.（https://news.lilly.co.jp/down2.php?attach_id=536&category=12&page=1&access_id=1821）. 2020年1月閲覧.
2）日本糖尿病教育・看護学会編. 糖尿病看護ベストプラクティス インスリン療法. 東京, 日本看護協会出版会, 2014, 216p.

（渡邊真智子）

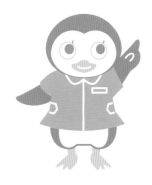

Q58

「注射を忘れることがあり心配」という高齢者にどう指導する？

A

打ち忘れたことを正直に伝えてくれた患者さんに感謝を伝え、一緒に継続できる方法を考えていきましょう。

患者さんから「インスリン注射を打ち忘れてしまった」と告げられたときは、まずは言いにくいことを正直に話してくれたことへの感謝の思いを伝えましょう。そして「どのようなときに打ち忘れましたか？」と聞いて打ち忘れたときの状況を理解し、継続できる方法を一緒に考えていきます。毎日注射を欠かさず行うことは、患者さんにとって大変なことです。患者さんの日々の努力や気持ちをくみとり、打ち忘れたことを責めないようなかかわりが大切です。

患者さんがどのような生活をしているのか、生活時間や食事・活動のパターンを聞いて、インスリン製剤の種類やインスリンの治療方法を選択します。たとえば、眠前の注射を忘れて寝てしまう場合は、注射のタイミングを変える対策を医師へ相談します。食事前の注射を忘れてしまう場合は、インスリン製剤を食卓に置く方法があります。また、注射をしたかどうか忘れてしまう場合は、注射後にノートやカレンダーに記入する、お薬カレンダーにインスリンの針をセットする、食事を食べ終えるまで注射を片づけないなどの方法（図）があります。注射を忘れる原因に認知機能低下が疑われるときは認知機能評価を行い、患者さん自身で注射できるかの判断をして、家族や訪問看護など周囲の協力を得ることを患者さんと話し合います。高齢でインスリン製剤を使用中の患者さんでは、認知症やそのほかの合併症、日常生活動作（ADL）の程度によって治療目標が異なります。周囲の協力で注射や見守りを行う場合や治療目標の変化によって、1日1回の持効型溶解インスリン製剤の使用へ変更することもあります。患者さんが継続できる方法を一緒に考えていきましょう。

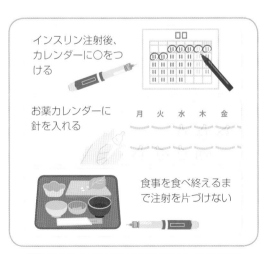

インスリン注射後、カレンダーに○をつける

お薬カレンダーに針を入れる

食事を食べ終えるまで注射を片づけない

図 注射したかどうか忘れないための工夫

▶ 引用・参考文献 ◀
1) 日本糖尿病教育・看護学会編. 糖尿病看護ベストプラクティス インスリン療法. 東京, 日本看護協会出版会, 2014, 216p.
2) 日本糖尿病学会 編・著. 糖尿病治療ガイド2018-2019. 東京, 文光堂, 2018, 128p.

（渡邊真智子）

第5章 薬物療法

Q59

風邪薬や頭痛薬、
花粉症の薬と糖尿病の薬を
一緒に使っても大丈夫？

A

問題ないことが多いですが、薬の成分によっては、糖尿病薬の効果を強めたり弱めたりする場合があります。

1. 飲み合わせには注意が必要

糖尿病の薬（血糖降下薬）と一緒に風邪薬や頭痛薬、花粉症の薬を飲むときには注意が必要です。これらの薬は、自宅の置き薬を服用する場合や市販薬を購入する場合のほかに、血糖降下薬を処方した医療機関とは異なる場所で処方されることもあり、飲み合わせに注意する必要があります。

血糖降下薬の作用を強める薬として、アスピリンを含む医薬品（バファリン®Aなど）があります。アスピリンはインスリンの作用を増強することに加えて、アスピリン自体にも血糖値を下げる作用があります。市販の解熱鎮痛作用のある薬や風邪薬の消炎鎮痛成分として含まれることもあり、知らないうちに服用していることで、低血糖の危険にさらされることがあります。また、市販の花粉症薬のなかには、漢方薬も含めて血糖値を上げるものがあります。アレルギー症状が重篤な場合に使用されるステロイドを含む薬にベタメタゾンやd-クロルフェニラミンマレイン酸塩・ベタメタゾン配合（セレスタミン®）などがあります。糖尿病患者さんが知らずに服用すると、血糖値が急激に高くなることがあります。

2. シックデイ時の対応を指導

シックデイのときに、血糖降下薬を自己中断して糖尿病が悪化してしまったり、食事量が減少しているのに通常量の血糖降下薬を使用して低血糖を起こすケースもあります。受診している医療機関の医師や薬局の薬剤師に「お薬手帳」を提示して相談する必要があります（図）。ふだんから、シックデイの対応について主治医と相談し、具体的な薬の使い方を聞くことを患者さんにすすめましょう。

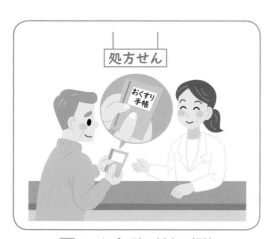

図 シックデイ時の対応の相談

ふだん使用している薬剤をふまえたシックデイ時の対応について、病気がないときから相談しておくことが大切である。

▶ 引用・参考文献 ◀

1）平岡めぐみ. 糖尿病治療薬. 糖尿病ケア. 11（1）, 2014, 27-33.

（川畑愛子）

糖尿病の薬を使用している人はお酒を飲んでもよい？

A

人によっては、適切な摂取量の範囲内での飲酒が容認されますが、低血糖をきたすことに留意する必要があります。

アルコールにはストレスを緩和させる作用などもありますが、過度の飲酒は肝臓や膵臓に負担をかけるため、糖尿病を治療中の人には悪影響をおよぼすことがあります。アルコールは、肝臓が糖をつくるというはたらきを妨害するため、インスリン注射をしてからアルコールを飲むと、時間が経ってから低血糖を起こすことがあります。スルホニル尿素（SU）薬を使用中、あるいはインスリン療法中の患者さんのアルコール摂取による低血糖は、遅延・再発すること

が多いので注意する必要があります。また、ビグアナイド薬は乳酸アシドーシスをきたすことから、過度のアルコール摂取が禁忌となっています。

適切な摂取量を守り、これらの要因について自己管理できることに加えて、糖尿病のコントロールが良好であれば、飲酒は容認してよいとされています。患者さんのアルコール飲料を認める条件を**表**[1] に示します。

表 アルコール飲料を認める条件（文献1より）

1. 血糖のコントロールが長期にわたって良好
2. 糖尿病合併症がないか、あっても軽度である
3. 肥満や脂質異常症（特に高トリグリセリド血症）、高尿酸血症（痛風）がない
4. 肝疾患、膵疾患がない
5. 自制心がある

▶ 引用・参考文献 ◀

1）日本糖尿病療養指導士認定機構編・著. "糖尿病の基本治療と療養指導：食事療法". 糖尿病療養指導ガイドブック2019. 東京, メディカルレビュー社, 2019, 52-62.
2）日本糖尿病学会 編・著. "食事療法：アルコールの摂取量は糖尿病の管理にどう影響するか?". 糖尿病診療ガイドライン2019. 東京, 南江堂, 2019, 44-5.

（川畑愛子）

第 5 章

薬物療法

Q61

「薬を始めてから、気分が悪くなったり動悸がする」という人にどう指導する?

A

低血糖が起きていないかを確認します。服薬、食事、活動などのタイミングについて患者さんと一緒に考えます。

表 低血糖の症状と原因（文献1より引用改変）

	低血糖症状とは、血糖値が70mg/dL程度まで低下したことで起こる症状
症状	・発汗　・頭痛　・かすみ目　・めまい　・眠気(生あくびなど)　・手指のふるえ　・動悸　・顔面蒼白 ・不安　・せん妄　・見当識障害　・けいれん　・頻脈　・意識レベルの低下　など
原因	・糖尿病の薬の種類や量を間違えた　・食事の量(とくに炭水化物)がいつもより少なかった ・食事の時間がいつもと違った　・いつもより長く、または激しい運動をした　・お酒を少し多めに飲んだ ・肥満の改善などにより薬の必要量が減っていた　・インスリン注射の部位を変えた　・入浴　など

1. 低血糖の可能性を考える

「糖尿病の薬を飲み（打ち）始めてから、昼食前に気分が悪くなったり、動悸がする」という訴えには、低血糖による交感神経症状が考えられます。何らかの原因で血糖値が低下すると、膵臓からのインスリンの分泌は減少します。そして、代わりに血糖値を上昇させるホルモン（カテコールアミンなど）の分泌が増えて、血糖値が下がりすぎないように調節されます。カテコールアミンの分泌によって、交感神経症状の動悸や冷汗、ふるえなどがひき起こされます（**表**）[1]。

2. 低血糖が起こる理由

「高血糖」であるはずの糖尿病患者さんに、どうして「低血糖」が起こるのでしょうか。糖尿病患者さんの治療には、食事療法、運動療法、薬物療法がありますが、このうち薬物療法を行っている場合に、血糖値が必要以上に下がりすぎて低血糖になることがあります。ヒトが必要とするインスリンの量は、1日のなかでも絶えず変化します。食事の量や質、食事と次の食事までの時間、運動や労働量、体調（発熱、下痢など）、飲酒などによって、体に必要なインスリン量が刻々と変化していくのです。しかし、通常は一定量の薬（経口血糖降下薬、インスリン製剤）を使用するため、体内に必要以上にインスリンが多くなった場合に低血糖を生じてしまいます。

患者さんに、自分の薬や低血糖のことをよく知ってもらい、上手に対応する技を身につけてもらうことが大切です。また、ふだんから低血糖をくり返しているようであれば、主治医に相談することも大切です。

▶ 引用・参考文献 ◀

1) 土川睦子. "低血糖への対応". はじめての糖尿病看護. 石本香好子編. 大阪, メディカ出版, 2017, 107-8.
2) 富田益臣ほか. 糖尿病治療薬とインスリンの関係. 糖尿病ケア. 7 (10), 2010, 933-7.

（川畑愛子）

Q 62

「SMBGをすすめられたけど
したくない」という人に
どう指導する？

A

まず、「血糖値を測るようにいわれ
たのですね。どのように感じました
か？」と、思いを傾聴し
ます。

1. したくない理由を聴く

患者さんがどうして「血糖自己測定（SMBG）
をしたくない」というのか、ていねいに話を聴
く必要があります。医師からSMBGをするよ
うにいわれた患者さんのなかには「自分の体に
針を刺すなんてできない」と、測定時の穿刺の
痛みに抵抗を感じる人がいます。また、「血糖
値を食事のたびに測るのがめんどうだ」と話す
患者さんもいます。「SMBGをしたくない」と
いう言葉の裏には、個々の患者さんによって「し
たくない理由」があるのだと思います。つまり、

必要性は理解しているれけど実行できないとい
う患者さんも多いのです。

2. 患者さんと対処方法を考える

まずは医療者自身が、患者さんを「SMBGを
行ってくれない患者さん」ではなく、「SMBG
を行えない理由をもった患者さん」としてとら
えることによって、解決方法を見いだしやすく
なります。理由があきらかになれば、次に患者
さんと一緒に問題への対処方法を考えていきま
す。そのうえで、自分で血糖値を測ることの目
的やメリットを説明し、自分の体を大切にする
ためにも、SMBGを行うことが大切だと伝えま
す（図）。具体的には、「自分で血糖測定を行う
ことで血糖値そのものを把握でき、測定した血
糖値と食事や運動といった自分の生活行動と照
らし合わせることができます。その内容から、
今までの生活から見直すべきところを見つけら
れるようになります」などのように伝えます。

図 SMBGをしたくない人への指導

最初に患者さんの「したくない理由」を聴き、そのうえでSMBG
の目的などを伝え、患者さんとともに対処方法を考える。

▶ 引用・参考文献 ◀

1）水野美華. 血糖パターンマネジメントの疑問解決Q＆A.
糖尿病ケア. 6（1）, 2009, 66-72.
2）添田百合子. 血糖パターンマネジメント. 糖尿病ケア. 8
（10）. 2011, 940-1.

（川畑愛子）

食事療法

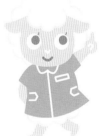

Q 63

「糖尿病だと食べたいものが
食べられないの？」という人に
どう指導する？

A

患者さんの制約感や負担感の少ない
食事療法の工夫を、一緒に考えるこ
とが重要です。

　まずは、患者さんがどうして「糖尿病になっ
たら食べたいものが食べられない」と考えてい
るか、思いを聴く必要があります。

　糖尿病患者さんのなかには「糖尿病の治療＝
食事制限をすること、がまんすること」と考え

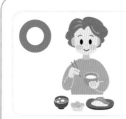

適切な量、適切な
バランスの食事を
規則的にとると血
糖コントロールは
改善する。

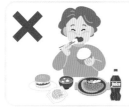

過食やバランスの
悪い食事はインス
リン抵抗性を増大
させ、高血糖を助
長してしまう。

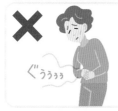

過度のダイエットは
インスリン抵抗性を
改善せず、むしろ血
糖コントロールを乱
す原因となる。

図 成人の糖尿病食事療法（文献1より引用改変）

ている人がいるかもしれません。糖尿病患者さ
んの身体状況、生活状況、食事・運動習慣は一
人ひとり異なります。まずは、患者さんの検査
データや病態、治療方針、患者さんから収集し
た生活習慣、嗜好、趣味などを総括し、「この
患者さんは、本当に食べたいものを食べられな
いのか」を分析することが重要です。

　また、食べたいものが食べられないと考えて
いるということは「糖尿病をよくするために、
食事をがんばらないといけないと考えている」
とポジティブにとらえることもできます。糖尿
病の食事療法は「健康食」ともいわれており、
食べてはいけない食品や、逆に食べなければい
けないものはありません（図）[1]。患者さんが
前向きに食事療法をとらえることができるよう
に、嗜好や生活に合った方法を、ともに見つけ
ていくことが重要だと考えます。

▶ 引用・参考文献 ◀

1）医療情報科学研究所編. "糖尿病のコントロールと治療".
　病気がみえるvol.3：糖尿病・代謝・内分泌. 第5版.
　東京, メディックメディア, 2019, 39-45.

（中西八重子）

Q 64

「糖尿病によい食事」って どのようなもの？

A

その人に合ったエネルギー量と栄養素のバランスを考えた食事をとるものです。これが糖尿病の食事療法です。

1. 適正なエネルギー量の食事

糖尿病の食事療法の目的は、健康的な日常生活を送るために、代謝異常を是正して血糖値や血中脂質、血圧などを良好に保つよう配慮し、適正なエネルギー量の食事を摂取することです。

糖尿病の食事は「健康食」といわれています。患者さんのなかには「甘いものを禁止される」「脂っこいものや、味の濃い食事を制限される」と

いったイメージをもっている人がいます。しかし実際は、「制限」というより患者さんの体に必要なエネルギー量を摂取するというのが基本的な考え方です。「適正なエネルギー量」は、患者さんの性別や年齢、身長、肥満度、身体活動量、血糖値、合併症の有無、病態を考慮して決定されます（**表**）[1]。

2. 栄養バランスのよい食事

また、糖尿病食では、栄養素のバランスがよい食事を摂取することも重要です。「栄養バランスの整っている食事」とは、三大栄養素である炭水化物、たんぱく質、脂質に加えて、ビタミンやミネラル、食物繊維、食塩を過不足なく摂取できる食事のことをいいます。各栄養素別に、炭水化物は指示エネルギー量の50〜60％、たんぱく質は20％以下を目安とし、残りを脂質でとるようにいわれています（**表**）[1]が、患者さんの身体活動量、合併症の状態、嗜好性に配慮して柔軟に対応するようにします。

表 成人の糖尿病の食事療法（文献1を参考に作成）

適正なエネルギー摂取量

総エネルギー摂取量（kcal）
＝①目標体重×②エネルギー係数
①目標体重（kg）は年齢を考慮に入れる
　65歳未満：(身長{m})^2×22
　65〜74歳：(身長{m})^2×22〜25
　75歳以上：(身長{m})^2×22〜25
　※75歳以上の後期高齢者では、現体重に基づきフレイルやADL低下などの評価を踏まえ適宜判断する。
②身体活動レベルと病態によるエネルギー係数の目安（kcal/kg）
　軽い労作（デスクワーク主体）：25〜30
　普通の労作（立ち仕事主体）：30〜35
　重い労作（力仕事主体）：35〜
　※高齢者のフレイル予防では、身体活動レベルより大きい係数を設定できる。また肥満者で減量をはかる場合は、身体活動レベルより小さい係数を設定できる。

望ましい栄養素バランス

①指示エネルギーのうち50〜60％を、炭水化物（4kcal/1g）でとる。
②たんぱく質（4kcal/1g）は、指示エネルギーのうち20％以下でとる。
③残りのエネルギーを脂質（9kcal/1g）でとる。

> 引用・参考文献

1）日本糖尿病学会 編・著. "食事療法". 糖尿病診療ガイドライン2019. 東京, 南江堂, 2019, 31-55.
2）日本糖尿病療養指導士認定機構編・著. "糖尿病の基本治療と療養指導：食事療法". 糖尿病療養指導ガイドブック2019. 東京, メディカルレビュー社, 2019, 52-62.

（中西八重子）

Q65

食べ方を工夫すると血糖値の上昇がゆるやかになるのは本当?

A 食べる順番や1回の食事にかける時間を工夫することで、血糖値の上昇がゆるやかになります。

食後の急激な血糖値の上昇を抑える工夫として「カーボ（炭水化物）ラスト」と呼ばれる、炭水化物を食事の最後に食べることが有効だといわれています。

野菜、海藻、きのこなどに多く含まれる食物繊維には、ブドウ糖の吸収スピードをゆるやかにし、血糖値の上昇を抑えるはたらきがあります。また、たんぱく質や脂質と一緒に糖質をとると、血糖値の上昇がゆるやかになるともいわれています（図）[1, 2]。

主食（ごはん）の工夫として、白米から、食物繊維やビタミンB_1が豊富な発芽米や玄米に変更することで、血糖値の急激な上昇が抑制されるといわれています。

また、早食いは、脳が満腹感を得る前に食べすぎてしまうため、肥満をまねきやすく、食後の血糖値が急激に上昇するため好ましくありません。脳の満腹中枢が刺激される時間は、おおよそ食事を開始してから20分程度だといわれています。患者さんにはよくかんで、早食いをしないように伝えましょう。早食いの予防として、かみごたえのある食品を選ぶ、骨つきの肉や魚といった、食べることに時間のかかる料理を取り入れることが効果的です。

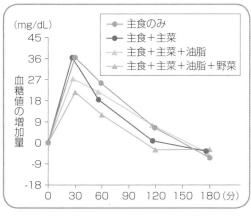

図 4つの食事タイプの食後血糖値の変化の比較
（文献1、2を参考に筆者作成）

凡例：
- 主食のみ
- 主食＋主菜
- 主食＋主菜＋油脂
- 主食＋主菜＋油脂＋野菜

▶ 引用・参考文献 ◀

1) Kameyama, N. et al. Effects of consumption of main and side dishes with white rice on postprandial glucose, insulin, glucose-dependent insulinotropic polypeptide and glucagon-like peptide-1 responses in healthy Japanese men. Br. J. Nutr. 111 (9), 2014, 1632-40.
2) 山田悟. "ロカボ食をもっと知る". 正しくやせて健康になる Dr.山田の新・糖質制限食事法. 東京, 高橋書店, 2016, 95-7.
3) 河盛隆造監修. "血糖値を抑える食べ物と食べ方". 誰でもカンタン! 今からはじめる血糖値コントロール. 東京, 笠倉出版社, 2015, 14-41.

（中西八重子）

Q66

腎臓の悪い患者さんに
糖尿病食をすすめては
いけないのはなぜ？

A

糖尿病性腎症が進行した患者さん
は、たんぱく質や食塩、カリウムを
制限した食事療法が必要と
なるためです。

表 糖尿病腎症の病期と食事療法（文献1 p.88-9より改変）

病期	食事				治療、食事、生活のポイント
	総エネルギー[注1]（kcal/kg標準体重/日）	たんぱく質	食塩相当量	カリウム	
第1期（腎症前期）	25〜30	20%エネルギー以下	高血圧があれば6g未満/日	制限せず	・糖尿病食を基本とし、血糖コントロールに努める ・降圧治療　・脂質管理　・禁煙
第2期（早期腎症期）	25〜30	20%エネルギー以下[注2]	高血圧があれば6g未満/日	制限せず	・糖尿病食を基本とし、血糖コントロールに努める ・降圧治療　・脂質管理　・禁煙 ・たんぱく質の過剰摂取は好ましくない
第3期（顕性腎症期）	25〜30[注3]	0.8〜1.0[注3]g/kg標準体重/日	6g未満/日	制限せず（高カリウム血症があれば<2.0g/日）	・適切な血糖コントロール ・降圧治療　・脂質管理　・禁煙 ・たんぱく質制限食
第4期（腎不全期）	25〜35	0.6〜0.8g/kg標準体重/日	6g未満/日	<1.5g/日	・適切な血糖コントロール ・降圧治療　・脂質管理　・禁煙 ・たんぱく質制限食　・貧血治療
第5期（透析療法期）	血液透析(HD)[注4]：30〜35	0.9〜1.2g/kg標準体重/日	6g未満[注5]/日	<2.0g/日	・適切な血糖コントロール ・降圧治療　・脂質管理　・禁煙 ・透析療法または腎移植
	腹膜透析(PD)[注4]：30〜35	0.9〜1.2g/kg標準体重/日	PD除水量(L)×7.5+尿量(L)×5(g)/日	原則制限せず	・水分制限（血液透析患者の場合、最大透析間隔日の体重増加を6%未満とする）

注1：軽い労作の場合を例示した。
注2：一般的な糖尿病の食事基準に従う。
注3：GFR<45では第4期の食事内容への変更も考慮する。
注4：血糖および体重コントロールを目的として25〜30kcal/kg標準体重/日までの制限も考慮する。
注5：尿量、身体活動度、体格、栄養状態、透析間体重増加を考慮して適宜調整する。
（日本糖尿病学会糖尿病性腎症合同委員会：糖尿病性腎症病期分類2014の策定（糖尿病性腎症病期分類改訂）について. 糖尿病57(7)：529-534, 2014に基づいて作成）

第**6**章

食事療法

　糖尿病性腎症の第3期（顕性腎症期）以降では、十分なエネルギーを確保しながら、病期に応じたたんぱく質制限、食塩制限、カリウム制限食に変更する必要があります（**表**）[1]。とくに、

たんぱく質制限が腎症の進展予防には重要で、尿たんぱく量を減少させ、血清アルブミンを増加させ、腎機能障害の進行を遅らせる効果があるという報告もあります。

今まで、血糖値が上昇しないように糖尿病の食事療法を実践していた患者さんにとって、「糖尿病性腎症が進んできたので、糖質や脂質でエネルギーを確保して、たんぱく質を減らす食事に変える」という新しい食事療法を習得することは容易ではありません。

合併症が進行してきているという病状の変化や、新しい療養方法を実践する患者さんの身体・心理・社会的状況をアセスメントして、治療用特殊食品やエネルギー調整食品とその活用方法を紹介するなど、実践しやすい方法をともに考えていく支援が重要となります。

▶ 引用・参考文献 ◀

1）日本糖尿病学会 編・著. 糖尿病治療ガイド2018-2019. 東京, 文光堂, 2018, 84-9.
2）日本糖尿病療養指導士認定機構編・著. "合併症・併存疾患の治療・療養指導：糖尿病細小血管症：糖尿病腎症". 糖尿病療養指導ガイドブック2019. 東京, メディカルレビュー社, 2019, 178-84.

（中西八重子）

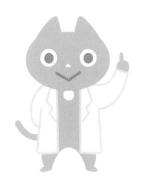

Q 67

「仕事が忙しく外食が多い」という人にどう指導する？

A

生活パターンや外食の内容を確認しながら、何か工夫できることはないか一緒に考えましょう。

1. 外食回数についての指導

患者さんに「外食の回数を減らしたい」という希望があれば、生活パターンや外食の頻度や内容、量をくわしく聞きます。1日のスケジュールから外食が多くなる理由を話し合い、変更できるところはないか一緒に考えましょう。

回数を減らせそうにない場合、患者さんが外食の何を問題だと考えているのか確認し、そこから指導を始めましょう。一般的に外食で起こりやすい問題点は3つです。1つ目はエネルギーオーバー、2つ目は食塩過多、3つ目は栄養バランスの崩れです。

2. 各問題点への指導方法

エネルギーオーバーへの指導をするときは、

外食メニューのエネルギー表を使って、今までの食事をふり返りましょう。エネルギーがわかれば、頻度を減らす、量を調整するなど患者さん自身で工夫できることが増えます。量の調整は、注文時に減らしてもらう、食べる前にとりわけておくなど、成功しやすい方法を紹介します。食塩過多では、メニュー別の食塩表を用いて、ふだん食べているものの食塩量を知ってもらいます。よく摂取するメニューに合わせて、スープを残す、漬物や加工品は減らすなどの方法を伝えます。そして栄養バランスの崩れには、よく選ぶメニューのバランスをふり返り、丼物やめん類などの単品メニューにはサラダを追加する、主菜・副菜がある定食に変える（図）などの具体的なアドバイスを行います。

患者さんが関心をもっていることを聴き、それに合わせてメニューの選択方法を指導するとよいでしょう。

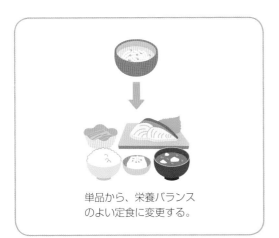

単品から、栄養バランスのよい定食に変更する。

図 栄養バランスについての指導

> 引用・参考文献

1) 多留ちえみほか. "患者の行動と心理を知る". 看護師が行う2型糖尿病患者の療養支援. 埼玉, すぴか書房, 2015, 23-32.
2) 野﨑あけみ. 外食・中食で上手に血糖コントロール. 糖尿病ケア. 14(1), 2017, 10-1.

（山本成実）

第**6**章

食事療法

Q68

痩せたいが
ごはんと脂っこい物を
やめられない人に
どう指導する？

A

患者さんが実際に摂取している炭水化物や脂質の量を確認しましょう。その後、何が変更できるかを一緒に考えましょう。

1. 指導の進め方

糖尿病で肥満があると、インスリン抵抗性が上がることから、減量は血糖コントロールにもよい影響があります。そのため、患者さんから痩せたいと相談されたときは、医療者にとっても指導のチャンスです。

まず、ふだんの食事での炭水化物と脂質の摂取量を、聞き取りや食事記録、写真などで把握します（図）。次に指示エネルギーと比べて、何がどのくらい多いかを患者さんにもわかってもらいます。適切な摂取量を示す場合は、フードモデルや『糖尿病食事療法のための食品交換表 第7版』の写真など、わかりやすいものを使うとよいでしょう。今までの摂取量が多いことがわかると、食事を変えてみようという動機づけになります。

それでも炭水化物と脂質をやめられないといわれる場合は、やめるのではなくどちらかを減らすことはできないか提案してみましょう。どちらを減らすかは患者さんに選んでもらい、できることから始めてもらうとよいでしょう。

2. 治療中断を防ぐために

患者さんの目的は痩せることですが、体重にだけ注目すると、効果がなかった場合に中断するおそれがあります。そうならないよう、ほかの変化にも注目します。たとえば、「食事の摂取量を減らせている」「血糖値や脂質データが改善した」「体調がよくなった」などです。そのような変化を患者さんに伝え、効果を実感してもらいます。そして、当初の目的である体重を減らすために、次に何をするかを一緒に考えます。痩せるためには食事だけでは効果が出にくいため、運動を取り入れていくことなども提案していくとよいでしょう。

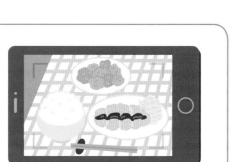

図 現状把握のための工夫

実際の摂取量を把握するために、スマートフォンのカメラ機能などを活用する。

（山本成実）

Q69

「糖質制限ダイエットを
したい」という人に
どう指導する？

A

患者さんの病状や治療法によっては
病状悪化をまねく場合があります。
そのためかならず主治医
に相談するよう伝えま
しょう。

表 1日の指示エネルギー 1,600kcal（20単位）での炭水化物の割合別の指示単位
（文献1を参考に筆者作成）

炭水化物の割合	表1 穀物・芋類など	表2 くだもの	表3 魚介・肉・大豆など	表4 牛乳など	表5 油脂など	表6 野菜・海藻など	調味料
60%	10	1	4.5	1.5	1	1.2	0.8
55%	9	1	5	1.5	1.5	1.2	0.8
50%	8	1	6	1.5	1.5	1.2	0.8

1. 否定せず傾聴する

　糖質制限ダイエットは血糖値を上げる糖質を制限するために、「糖尿病によい」「手早く痩せられる」などのイメージがあります。しかし、病状や使用薬剤によっては危険になるケースもあり、かならず主治医への相談・確認が必要です。

　このとき、最初から患者さんに「ダメです」と答えるのではなく、まず患者さんが糖質制限ダイエットをしようと思った理由や目的を聴きましょう。そして、患者さんにどの程度の知識や情報があり、どの程度の制限をしようと考えているかも確認しましょう。それから、正しい情報提供を行います。その際に、極端な糖質制限をおすすめできない状態であると伝えます。

2. 正しい方法を伝える

　たとえば、糖尿病ケトアシドーシスの危険があるケトン体陽性や糖尿病合併妊娠・妊娠糖尿病、たんぱく質制限の必要がある糖尿病性腎症第3期（顕性腎症期）以降、大血管症の危険がある脂質異常症、低血糖の危険があるインスリン製剤やインスリン分泌促進薬（スルホニル尿素［SU］薬、速効型インスリン分泌促進薬［グリニド薬］）の使用などは、糖質制限の弊害が起こりやすくなります。また、糖尿病患者さんは筋肉量が減少するサルコペニアになりやすいといわれています。そのため、糖質制限で少なくなったエネルギーを補わないと、筋肉が分解されてさらに筋肉量が減る危険性があります。患者さんには、正しい方法で糖質制限を行わないと逆効果であることを理解してもらうことが大切です。

　『糖尿病食事療法のための食品交換表 第7版』には、炭水化物の割合が50％、55％、60％の指示単位配分例が載っています（**表**）[1]。患者さんが糖質を減らしたいと考えている場合は、

第 **6** 章

食事療法

医師と管理栄養士に相談のうえ、炭水化物50
％や55％の単位配分を紹介してみるのもよい
でしょう。

▶ 引用・参考文献 ◀

1）日本糖尿病学会編・著：糖尿病食事療法のための食
品交換表 第7版, 32-3頁, 日本糖尿病協会／文
光堂, 2013.

（山本成実）

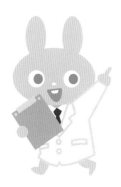

Q 70

低カロリーやカロリーオフの
食品は血糖値を上げないの？

A

「低カロリー」「カロリーオフ」と
いわれるものにはエネルギーが含ま
れています。患者さんに
は血糖値に影響すること
を説明しましょう。

表 エネルギーの表示基準（文献1を参考に筆者作成）

	含まない旨の表示 （例：ノンカロリー、カロリーゼロ）	低い旨の表示 （例：低カロリー、カロリーオフ）
熱量 （食品100gまたは飲料100mL当たり）	5kcal未満	40kcal未満

1. エネルギー表示のルール

エネルギー表示は消費者庁で決められたルールに沿って行われています。患者さんには表示の意味を正しく伝え、うまく利用してもらうよう指導できるとよいでしょう。

「低カロリー」「カロリーオフ」は、エネルギーが低減されていることを意味しており、エネルギーがゼロということではありません。そのため、摂取すれば血糖値は上昇します。また「カロリーゼロ」という表示のものでもエネルギーが含まれていることがあります。表示基準を正しく理解して患者さんに説明しましょう（**表**）[1]。

2. 否定しないことが大切

また、患者さんからこのような質問を受けたときは、はじめから否定的なことをいわないよ

うにします。なぜなら、患者さんが低カロリーやカロリーオフの食品に関心をもつことは、血糖値を下げたい、体重を減らしたいという思いの現れだからです。どうして興味をもったのか、どのような思いがあるのかを聴いたうえで、正しい活用方法を伝えましょう。低カロリーやカロリーオフの食品をどのように活用していくとよいか話し合ってみましょう。

引用・参考文献

1）消費者庁. 食品表示企画.（https://www.caa.go.jp/policies/policy/food_labeling/）. 2020年1月閲覧.

（山本成実）

第**6**章

食事療法

Q71

最近話題の
トマトとオリーブ油は
本当に効果があるの？

A

トマトもオリーブ油も体によい食材ですが、それだけ食べても糖尿病がよくなるわけではありません。

表 油脂類に含まれる脂肪酸の違い（脂質1g当たり）（文献3を参考に作成）

	飽和脂肪酸	一価不飽和脂肪酸	多価不飽和脂肪酸
オリーブオイル	133mg	740mg	72mg
亜麻仁油	81mg	159mg	711mg
エゴマ油	76mg	169mg	706mg
サンフラワー油	93mg	129mg	702mg
ヒマワリ油	102mg	273mg	579mg
ソフトタイプマーガリン	277mg	473mg	156mg
有塩バター	623mg	222mg	26mg

1. よい食材だけど

　最近話題となっているトマトは、緑黄色野菜の仲間です。野菜は1日350g以上摂取し、そのうち3分の1以上は緑黄色野菜でとるようすすめられています[1]。トマトは2分の1個で約100gあります。へたを取ったらすぐに食べられるトマトは、簡単にとれる緑黄色野菜として優秀な食材だといえます。

　トマトに含まれるリコピンは、脳梗塞や心筋梗塞の予防につながるといわれています。リコピンは、トマトのほかにすいかや柿、パプリカ（赤）などにも含まれています。しかしリコピンは、日常的に摂取していない場合を除いて、すぐに脳梗塞や心筋梗塞の予防効果が得られるという十分な文献はないようです[2]。

　オリーブ油は、一価不飽和脂肪酸を多く含む油です（**表**）[3]。悪玉コレステロールを減少させるため、血液をきれいにするはたらきがあります。リコピンは油と一緒にとることで吸収されやすくなるため、トマトとオリーブ油は、相性がよい食材だといえます。

2. 過剰摂取はNG

　しかし、食事は体によいからといってたくさんとればよいというものではありません。油は、炭水化物やたんぱく質の倍以上のエネルギーがあり、多く摂取すると体重が増加して、血糖値の上昇だけでなく、脂肪肝や高血圧などほかの疾患にかかる可能性もあります。

　野菜の足りない人がトマトを摂取するのはよいことだと思います。オリーブ油も、今まで使っていたドレッシングなどの代わりに使用すると、食品交換として問題ありません。しかし、

過剰な摂取は体に悪影響をおよぼす可能性が高くなります。

▶ 引用・参考文献 ◀

1）日本糖尿病学会編・著：糖尿病食事療法のための食品交換表 第7版, 75頁, 日本糖尿病協会／文光堂, 2013.

2）「健康食品」の素材情報データベース：リコピン. （https://hfnet.nibiohn.go.jp/contents/detail710lite.html）. 2020年1月閲覧.

3）文部科学省. 日本食品標準成分表2015年版（七訂）脂肪酸成分表編. （https://www.mext.go.jp/a_menu/syokuhinseibun/1365451.htm）. 2020年1月閲覧.

（井口真志）

第6章

食事療法

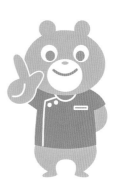

「サプリメントを飲みたい」と
いわれたときは
どうすればよい？

むやみに使用しないほうがよいと話
しましょう。また、なぜ飲みたくな
ったかを聴いてみると
よいでしょう。

表 医薬品・特別用途食品・保健機能食品（文献1～3を参考に作成）

医薬品：予防効果や治癒効果に対して国が認めている。副作用が出たときに救済制度がある。	医療用医薬品：医師の診断と処方が必要。	処方箋医薬品：正当な理由がなければ処方箋なしでは販売ができないもの。
		上記以外の医療用医薬品
	一般用医薬品：薬局やドラッグストアで販売される医薬品。処方箋なしで購入できる。	第一類医薬品：新しい医療用薬品で国が定めた期間内であるもの。薬剤師のみしか販売できず、購入者は直接手にとって選ぶことはできない。効果は高いが副作用にも注意が必要。
		第二類医薬品（指定第二医薬品）：薬剤師・登録販売員も販売することができる。副作用に注意が必要（一類と同じくらい副作用に注意が必要なものもある）。
		第三類医薬品：一類・二類以外の一般用医薬品
特別用途食品：(特定保健用食品を除く)乳児・幼児・妊産婦・病者などの発育・健康の保持・回復などに適するという特別の用途について表示するもの。	病者用食品	
	妊産婦・授乳婦用粉乳	
	乳児用調製乳	
	えん下困難者用食品	
	(特定保健用食品)	
保健機能食品	特定保健用食品（トクホ）：ある一定の科学的根拠が認められた食品。安全性や効果を国が認めている。「体脂肪の気になる方へ」「血圧が高めの方に」などの効果効能を表示して販売できる。	
	栄養機能食品：13種類のビタミン、6種類のミネラルとn-3系脂肪酸の含有量が国の基準を満たしていれば表示できる。国への届け出や審査は必要ない。	
	機能性表示食品：事業者の責任において、科学的根拠に基づいた機能性を表示した食品。体のどこに効果があるのか、どのように機能するのかを表示することができる。トクホとは違い、国の個別許可を受けているわけではない。	

1. 健康食品を知る

栄養機能食品や特定保健用食品以外の健康食品（**表**）[1~3] は、科学的根拠が少なく、有害物質が混入している場合もあります。また、薬と一緒に摂取することで、薬の効果を減弱させた

り増強したりする成分が入っているものもあります。健康なときは問題ありませんが、肝障害や腎障害を伴うことで病状が悪化する成分が入っているものもあります[4]。サプリメントは薬のような形状をしていても、医薬品ではなく、

あくまでも健康食品です。そのため、むやみにすすめないほうがよいでしょう。

サプリメントなどの健康食品は、購買意欲がかりたてられるような宣伝を多く行っています。そのため「有効な成分がたくさん入っており、いかにも効果があるのではないか」と思ってしまうのも無理はないでしょう。しかし、科学的根拠を伴って認められているものはあくまでも医薬品であり、サプリメントではないことは理解しなければいけません。

2. 指導の進め方

患者さんにサプリメントを飲みたいといわれたら、まずはなぜ飲みたくなったかを聴いてみましょう。患者さんが、現在の悪い状況から脱出しようと悩みに悩んだ結果がサプリメントなのかもしれません。患者さんの話を否定せず最後まで聴いた結果、患者さんが現状から変化を起こしたがっていると感じたなら、基本に戻り、食事療法や運動療法で変化を起こすことが望ましいと思います。一緒に可能な目標を立てていきましょう。しかし、どうしてもサプリメントを飲みたいと希望する患者さんがいる場合は、病状や薬との関連を確認するために、医師に相談して決定していく必要があります。

第 **6** 章

食事療法

▶ 引用・参考文献

1) 消費者庁. 健康や栄養に関する表示の制度について.（https://www.caa.go.jp/policies/policy/food_labeling/health_promotion/）. 2020年1月閲覧.
2) 厚生労働省. 薬局医薬品の取扱いについて.（https://www.mhlw.go.jp/file/06-Seisakujouhou-11120000-Iyakushokuhinkyoku/yakkyoku.pdf）. 2020年1月閲覧.
3) 厚生労働省. 一般用医薬品のリスク区分.（https://www.mhlw.go.jp/file/05-Shingikai-11121000-Iyakushokuhinkyoku-Soumuka/0000050568.pdf）. 2020年1月閲覧.
4) 厚生労働省. 健康食品による健康被害の未然防止と拡大防止に向けて.（https://www.mhlw.go.jp/topics/bukyoku/iyaku/syoku-anzen/dl/pamph_healthfood_a.pdf）. 2020年1月閲覧.

（井口真志）

Q73

お酒がどうしても
やめられない人を
どう指導する？

禁酒や減酒の必要性を知ってもらい、すこしずつ変化できるように患者さんとかかわります。

1. 適量の飲酒はOK

糖尿病患者さんだからといって、必ずしもお酒をやめる必要があるわけではありません。しかし、飲むことが望ましいものでもありません。やめられるならばやめることが望ましいです。『糖尿病診療ガイドライン2019』でも、アルコールの摂取は適量（1日25g程度まで）にとどめ、肝疾患や合併症など問題のある症例では禁酒とするとされています[1]。目安としては、ビールで約500mLです（図）。しかし、お酒を習慣的に飲んでいる患者さんのなかには、許可範囲を超えて毎日飲んでいる人も少なくありません。また「酒は百薬の長だ」といい、健康のためだと思ってお酒を飲んでいる人もいます。アルコールは、適度に摂取する場合、飲まない人よりも寿命が長くなるといわれますが、病気をもっている人を対象にした調査ではないことを忘れてはなりません[2]。アルコールをやめられない患者さんに出会ったら、患者さんの思いを聴いてから正しい知識を提供していきましょう。

2. 糖尿病への影響

アルコールを摂取すると、低血糖にも高血糖にもなります。糖分を含まないウイスキーや焼酎でも、アルコール1gに7kcalのエネルギーがあるため、肥満の原因になりインスリン抵抗性が上がってしまうでしょう。また、お酒は多くの疾患の原因にもなります。お酒は、どの種類を飲むにしても許可された範囲内で楽しむことが重要です。

情報提供を行ったうえで、患者さんと無理のない範囲で目標を立てながら、すこしずつアルコールと上手に付き合えるように患者さんを導くことが、禁酒や減酒の近道だと思われます。

純アルコール量の計算式

お酒の量（mL）×[アルコール度数／100]
×0.8（アルコールの比重）＝純アルコール量（g）

純アルコール量20～25gの目安

ビール	ウイスキー	焼酎(25度)
約500mL	約60mL	約100mL
チューハイ(7%)	ワイン	日本酒
約350mL	約200mL	約180mL

図　アルコール量の計算式と目安

▶ 引用・参考文献 ◀

1）日本糖尿病学会 編・著. "食事療法". 糖尿病診療ガイドライン2019. 東京, 南江堂, 2019, 31-56.
2）市民のためのお酒とアルコール依存症を理解するためのガイドライン.（http://www.pref.mie.lg.jp/common/content/000646195.pdf）. 2020年1月閲覧.

（井口真志）

運動療法

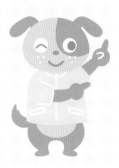

Q74

運動すると
血糖値が下がるのはなぜ？

A

運動時のエネルギー源として、血液中のブドウ糖や脂肪酸の利用が促進されるためです。

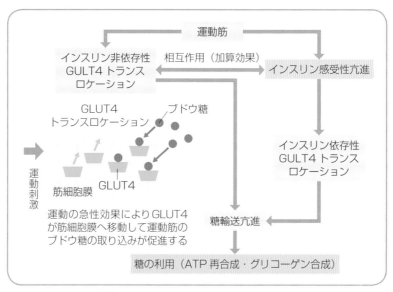

図 運動の効果（文献1を参考に筆者作成）

運動の急性効果として、筋によるブドウ糖や脂肪酸の利用促進が起こり、血糖値は低下します。ブドウ糖を筋に取り込むためには、糖輸送担体4（GLUT4）と呼ばれるたんぱく質が必要であり、運動によってGLUT4が筋細胞膜へ移動（トランスロケーション）して、骨格筋のブドウ糖取り込みが促進されます（図）[1]。インスリンと運動は、ともに急性に骨格筋への糖の取り込みを促進しますが、運動は、インスリン非依存性に糖の取り込みを促進します。

運動の慢性効果として、インスリン感受性の改善があります。これは、運動を定期的に継続することで骨格筋のGLUT4発現量が増加し、インスリン刺激による筋のブドウ糖取り込み能力が増加するために起こります。また、運動による体脂肪減少によっても、インスリン感受性が亢進します。筋肉や脂肪などの細胞がもつ、ブドウ糖や脂肪をエネルギーに変える能力も高まるためにインスリンが節約でき、膵臓の負担軽減や体重減少の効果にもつながります。

引用・参考文献

1）浅野知一郎ほか."運動の人体に及ぼす影響".新版
　　糖尿病運動療法のてびき.糖尿病治療研究会編.東京,
　　医歯薬出版, 2001, 1 - 9.
2）日本糖尿病療養指導士認定機構編・著."糖尿病の
　　基本治療と療養指導：運動療法".糖尿病療養指導ガ
イドブック2019. 東京, メディカルレビュー社, 2019,
63 - 70.
3）笠原啓介. 運動が血糖値に効く理由. 糖尿病ケア. 13
　　（12）, 2016, 1072 - 5.

（中島久美子）

第 **7** 章

運
動
療
法

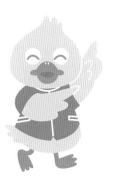

Q75

どの程度の
運動量・頻度・種類で
血糖値によい影響がある？

A

有酸素運動は週に150分かそれ以上、運動をしない日が2日間以上続かないように週3日以上行い、レジスタンス運動は連続しない日程で週に2〜3回行うと効果的です。

1. 効果的な運動

運動は、患者さんの病状・血糖コントロール状態に応じて、「種類」「強度」「時間」「頻度」などを決定する必要があります。最初は歩行時間を増やすなど、無理のない程度に身体活動量を増加させていくことから始め、段階的に運動量を増加させていきましょう。

運動には、歩行、ジョギング、水泳、自転車など全身の大きな筋肉を使った「有酸素運動」と、筋力・筋量を増加させる「レジスタンス運動」があります（図）[1]。血糖コントロールには有酸素運動とレジスタンス運動の併用が有用です。レジスタンス運動は基礎代謝量の維持・増加や関節疾患の予防など、高齢患者さんにはとくに有効ですが、力みを伴った運動とならないように注意しましょう。水中歩行は有酸素運動とレジスタンス運動がミックスされた運動で、膝にかかる負担が少ないため肥満糖尿病患者さんに安全かつ有効です。

2. 運動強度

運動の強度は、中等度の有酸素運動がすすめられます。中等度の運動とは、最大酸素摂取量（$\dot{V}O_2max$）の50％前後のものを指します。運動時の心拍数は50歳未満は100〜120拍/分、50歳以上は100拍/分以内にとどめましょう。または「楽である」「ややきつい」といった体感を目安にします。「きつい」と感じるときは強すぎる運動です。強すぎる運動はインスリン拮抗ホルモンの分泌を活発化し、肝臓からの糖新生を促進して血糖値を上昇させるため、注意が必要です。また、運動の時間は、食後1〜2時間ごろに行うと食後高血糖が改善するため効果的です。

図 有酸素運動とレジスタンス運動（文献1より）

有酸素運動	レジスタンス運動
歩行 ジョギング 水泳 など	水中歩行 など	腹筋 ダンベル 腕立て伏せ スクワット など

▶ 引用・参考文献 ◀

1) 日本糖尿病学会 編・著. 糖尿病治療ガイド2018-2019. 東京, 文光堂, 2018, 49.
2) 日本糖尿病療養指導士認定機構編・著. "糖尿病の基本治療と療養指導：運動療法". 糖尿病療養指導ガイドブック2019. 東京, メディカルレビュー社, 2019, 63-70.
3) 日本糖尿病学会 編・著. "運動療法". 糖尿病診療ガイドライン2019. 東京, 南江堂, 2019, 57-68.
4) 眞鍋朋誉ほか. なぜ運動は体によいのか. 糖尿病ケア. 13(12), 2016, 1068-71.

（中島久美子）

Q76

「膝や腰が痛いので
外に出たくない」という人に
おすすめの運動は？

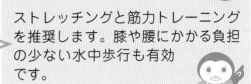

A

ストレッチングと筋力トレーニング
を推奨します。膝や腰にかかる負担
の少ない水中歩行も有効
です。

1. 運動への思いを聴く

痛みがある場合は、まず担当医とともに痛みの評価を行い対処を考えることが重要です。また、患者さんの運動の体験や思いを聴くことで、患者さんへの理解を示していきます。

運動習慣がない、運動が苦手、合併症や身体機能の影響で運動を行えないという患者さんは、まず、日常生活上の活動量を増やすことから始めましょう。外に出なくても、床掃除や子どもと遊ぶこと、介護、農作業なども運動です。歩行時は、靴や杖、シルバーカーなどの歩行補助具を積極的に利用し、まずは安全に歩くことができるように援助します。

また、腰痛体操やストレッチなど、患者さんの嗜好にあった運動を取り入れ、安全かつ運動の楽しさを実感できるように工夫することで、運動療法の継続につながります。

2. 水中歩行も有用

高齢患者さんは変形性膝関節症を伴う場合も多く、筋力低下と体重増加により膝関節間が縮小し痛みが増加するため、自宅での筋力トレーニングを推奨します（図）。また、プールなどの施設に通うことが可能であれば、水中歩行が効果的です。水中では体重の負担が少なくなり、膝を守ることができます。水の抵抗によって筋肉トレーニングとなり、水圧による血行促進、水温による体温の上昇抑制、交感神経反射などの影響により運動中の心拍数、血圧上昇が陸上運動に比べて抑制される傾向となります。そのため、高血圧を伴う糖尿病患者さんにも有用です。

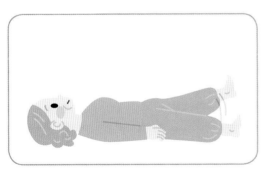

図 膝痛のある人の筋力トレーニング

「仰向けに寝て、膝を伸ばしたまますこし上げてゆっくり5つかぞえて下ろす。これを10回くり返す」など、自宅でできる運動を具体的に伝える。

▶ 引用・参考文献 ◀

1）日本糖尿病療養指導士認定機構編・著. "糖尿病の基本治療と療養指導：運動療法". 糖尿病療養指導ガイドブック2019. 東京, メディカルレビュー社, 2019, 63-70.
2）浅野知一郎. "糖尿病治療のための運動処方の原則". 新版 糖尿病運動療法のてびき. 糖尿病治療研究会編. 東京, 医歯薬出版, 2001, 142-6.
3）生駒千恵. "膝や腰が痛いときの運動はどうすればいいのでしょうか?". 糖尿病ケアQ&A200：患者さん・スタッフの質問にナースが答える. 糖尿病ケア2012年春季増刊. 大阪, メディカ出版, 2012, 130.

（中島久美子）

Q77

網膜症があったり
腎臓が悪くなっている人は
運動してもよい？

A

糖尿病合併症がある場合は、医師の指示に従い、その状態に合わせた運動を行いましょう。

表 運動療法を禁止あるいは制限した方がよい場合[注1]（文献1より）

①糖尿病の代謝コントロールが極端に悪い場合（空腹時血糖値250mg/dL以上、または尿ケトン体中等度以上陽性）。
②増殖網膜症による新鮮な眼底出血がある場合（眼科医と相談する）。
③腎不全の状態にある場合（専門の医師の意見を求める）。
④虚血性心疾患[注2]や心肺機能に障害のある場合（専門の医師の意見を求める）。
⑤骨・関節疾患がある場合（専門の医師の意見を求める）。
⑥急性感染症
⑦糖尿病壊疽
⑧高度の糖尿病自律神経障害

注1）これらの場合でも日常生活における体動が制限されることはまれであり、安静臥床を必要とすることはない。
注2）糖尿病の場合には、とくに無症候性（無痛性）心筋虚血への注意が必要である。

1. 合併症の状態に合った運動

　糖尿病の合併症がある場合は、その時期と状態によって運動の内容を変化させる必要があることを、患者さんに伝えることが大切です。患者さんの状態と運動療法に対する思いを理解する必要があります。

　不適切な運動療法によって細小血管症が進行する可能性があるため、運動療法開始前だけでなく、継続したメディカルチェックを行ったうえでの患者さん個々の合併症の状態に合わせた運動プログラムが必要です。

　積極的に運動をすすめるのは、合併症を認めない2型糖尿病患者さんです。注意してすすめていくべきなのは、インスリン治療中やインスリン分泌促進薬使用中の患者さん、高度肥満や高齢の患者さん、代謝調節が十分でない患者さ

ん、単純網膜症や早期腎症の患者さん、糖尿病神経障害の患者さん、軽症高血圧や軽度のマクロアンギオパチーの患者さんです。そして、運動を禁忌とすべきなのは、ケトーシスやケトアシドーシスの患者さん、進行した血管合併症や神経障害（出血の危険がある網膜症、高度の持続性たんぱく尿や腎不全を合併している、高度の自律神経障害などがある）患者さん、活動期の感染症の患者さんです（**表**）[1]。

2. 網膜症・腎症での注意点

　糖尿病網膜症は、どの病期でも血圧を上昇させるバルサルバ型運動や頭を振るような運動は、眼底出血のリスクがあるため避けましょう。安全に運動療法を実施するために、眼科医の診断のもとで運動の種類を選択する必要があります。

　糖尿病性腎症第1期と第2期の人には有酸素

運動をすすめ、第3期では病態によってその程度を調節します。第4期は運動制限がありますが、散歩など体力を維持する程度の運動は可能です。

　糖尿病神経障害では、足の壊疽に注意し日常生活動作（ADL）の能力維持のための運動と安全管理が重要です。

▶ 引用・参考文献 ◀

1）日本糖尿病学会 編・著. 糖尿病治療ガイド2018-2019. 東京, 文光堂, 2018, 51.
2）藤井暁. "運動療法の適用と効果". 新版 糖尿病運動療法のてびき. 糖尿病治療研究会編. 東京, 医歯薬出版, 2001, 44-7.
3）日本糖尿病療養指導士認定機構編・著. "糖尿病の基本治療と療養指導：運動療法". 糖尿病療養指導ガイドブック2019. 東京, メディカルレビュー社, 2019, 63-70.

（中島久美子）

第7章

運動療法

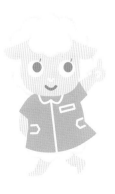

経 済

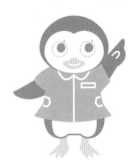

Q78

糖尿病の治療費は
いくらくらいかかる？

治療費は経口薬療法かインスリン療法か、血糖コントロールの状態、使用する薬剤によって異なります。

表 血糖自己測定器加算

	月20回以上	月30回以上	月40回以上	月60回以上	月90回以上	月120回以上
1型糖尿病の患者	350点	465点	580点	830点	1,170点	1,490点
1型糖尿病の患者を除く	350点	465点	580点	830点		

1. 糖尿病治療の医療費

　患者さんが窓口で支払う医療費は、診療報酬点数（1点は10円）によって決められています。3割負担の患者さんでは、かかった総額の3割を支払うことになります。

　まず診察料として、「初診料282点か再診料72点（200床以上の場合は外来診療料73点）」を支払います。許可病床200床未満の医療機関では、特定疾患療養管理料（月2回、診療所225点、100床未満病院147点、200床未満病院87点）も必要です。これに加えて、検査代金や薬剤費用が窓口で支払う負担額です。薬剤の種類や数によっても異なりますが、経口薬療法の場合、おおよその自己負担額は3,000〜1万円程度でしょう。インスリン療法やGLP-1受容体作動薬療法の場合は、おもに以下の費用がかかります。

2. 在宅自己注射指導管理料

　月27回以下650点、月28回以上750点。入院中の患者さん以外の患者さんに対して、自己注射に関する指導管理を入院、または2回以上の外来などで十分な指導を行い、指導内容を詳細に記載して文書を患者さんに交付した場合に算定できます。ただし、間歇注入シリンジポンプ（インスリンポンプ療法）の場合は1,230点となります。

3. 導入初期加算

　580点。これは初回の指導後、3か月のあいだ加算されます。

4. 血糖自己測定器加算

　インスリン療法中の患者さんに対して、血糖自己測定値にもとづく指導を行った場合に、3か月に3回に限り、**表**のように加算されます。また、フラッシュグルコース測定機能をもつ血糖自己測定器（FreeStyle リブレ®）を使用する場合であっても、フラッシュグルコース測定以外の血糖自己測定をした回数を基準に算定されます。

5. そのほかの加算

そのほかに院外処方の場合は針の種類によって1本15〜18円、院内処方の場合は注入器用注射針加算（1日3回注射まで130点、4回以上200点）も加わり、自己負担額は1万円以上であることが多いです。さらに、持続皮下インスリン注入（CSII）療法やSAP療法では約2〜3倍の負担額となります。また糖尿病合併症管理料（170点）、糖尿病透析予防指導管理料（350点）、高度腎機能障害患者指導加算（100点）など、看護師が患者さんに指導を行った場合も算定されます。

以上のように、患者さんは多くの医療費を支払い通院しています。患者さんが費用の問題で通院を中断することのないように、医療者も治療費について知っておくことが大切です。

▶ 引用・参考文献 ◀

1) 医学通信社編. 診療点数早見表：2019年4月増補版. 東京, 医学通信社, 2019, 1740p.
2) 古山景子ほか編. 糖尿病の患者さんによく聞かれる質問120. 瀬戸奈津子監修. 東京, 日本看護協会出版会, 2009, 248p.

第8章

経済

（山口三恵子）

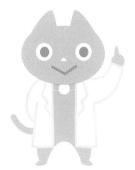

Q79

「もったいないので空打ちや
針の交換をしていない」
という人にどう指導する？

A

まずは、もったいないと思いながら
も、インスリン療法を継続している
患者さんの努力に敬意を
払いましょう。

1. 治療継続のための支援

インスリン療法でいちばん大切なのは、継続できるよう支援することです。できないところを正す前に、患者さんがインスリン療法を継続している努力に敬意を払いましょう。

2. 空打ち・針交換の理由

もちろん、インスリン療法は安全で効果的に行われることが必要です。空打ちは注射針が正しく取り付けられているかや針が詰まっていないかを確認する大切な操作です。とくにはじめて使用するカートリッジ製剤では、気泡のため

に薬液の排出量が少なくなり、必要な単位が注射できないことがあります。また、針を装着したままにしておくと、インスリン製剤が針先から漏れたり、空気が入ることもあります。使用後の針に体液や血液が付着すると内腔が詰まりかねませんし、一度使用した注射針は、目に見えなくても針先が変形（図）し、注射時の痛みや出血の原因となります。

3. 正しい手順にこだわらず対策を

これらが好ましくない状態であることがわかりながらも、経済的な理由などで取り組むことが難しい患者さんには、安全なインスリン療法の継続を第一に、患者さんと対応策を一緒に考えます。正しい手順でインスリン療法を行うことも大切ですが、手順ばかりに目を向けるのではなく、場合によっては方法を変更することも必要です。インスリン療法に取り組んでいる患者さんの気持ちに思いを寄せて支援することが大切です。

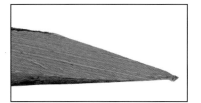
使用後の針を370倍に拡大

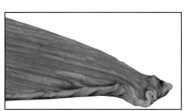
上と同じ使用後の針を2,000倍に拡大

（画像提供／日本ベクトン・ディッキンソン株式会社）

図 使用済み注射針の変形

▶ 引用・参考文献 ◀
1）日本糖尿病教育・看護学会編. 糖尿病看護ベストプラクティス インスリン療法. 東京, 日本看護協会出版会, 2014, 216p.

（山口三恵子）

「月1回の通院はお金がかかる
し、間隔を延ばしたい」
という人にどう指導する？

A

打ち明けにくいことを伝えてくれた
患者さんに対し、対処方法について
一緒に考えたいという気
持ちを伝えましょう。

表 インスリン製剤（カートリッジ製剤）一覧表（文献1を参考に作成）

		ノボ ノルディスク ファーマ株式会社	日本イーライリリー株式会社	サノフィ株式会社
専用注入器		ノボペン®4 ノボペン エコー®	ヒューマペン®ラグジュラ(Red／Gold) ヒューマペン®ラグジュラ HD ヒューマペン®サビオ®(あずき／うぐいす／銀／水色)	イタンゴ®
超速効型	食直前	ノボラピッド®注 ペンフィル®	ヒューマログ®注 カート	アピドラ®注 カート
速効型	食事30分前		ヒューマリン®R注 カート	
混合型	食直前	ノボラピッド®30ミックス注 ペンフィル®	ヒューマログ®ミックス25注 カート ヒューマログ®ミックス50注 カート	
	食事30分前		ヒューマリン®3/7注 カート	
中間型			ヒューマリン®N注 カート	
持効型溶解		トレシーバ®注 ペンフィル®	インスリングラルギンBS注 カート「リリー」	
		レベミル®注 ペンフィル®		ランタス®注 カート

・専用カートリッジと専用注入器の組み合わせは決まっている。
・注射針はJIS A型専用注射針を使用する。

第 **8** 章

経済

1. 通院間隔を延ばせるとき

こちらからは聞きにくい医療費のことを打ち明けてくれた患者さんとあなたには、きっとよい関係が築けているのでしょう。患者さんとじっくり向き合い、まずは患者さんの糖尿病治療に対する思いを確かめましょう。

とかく血糖コントロールの悪い人や、病状が不安定な人だと、通院の間隔を延ばすことに対して医師からの許可は出にくいものです。まずは患者さんの体への気遣いを優先しつつ、良好なコントロールが保たれていれば、通院の間隔を延ばすことも可能になりやすいと伝えましょう。

2. 経済的負担を減らす方法

経済的な負担が、糖尿病治療の妨げになる例

は少なくありません。医療費を抑える一つの方法として、薬局でジェネリック医薬品を希望すると、先発品との差額が安くなることがあります。また、インスリン療法中の患者さんの場合、詰め替えの労を厭わなければ、プレフィルド製剤よりも安価なカートリッジ製剤（**表**)[1] や、バイオシミラー（先行医薬品の後続品）と呼ばれる安価な製剤も発売されています（現在はインスリングラルギン BS 注の2社のみ）。費用の問題で患者さんが通院を中断することがないよう、医師に情報提供しましょう。医療ソーシャルワーカーと、利用可能な制度の活用を一緒に検討してみることも有効です。

3. 費用に隠れた思い

そもそも、患者さんは月1回の通院をどのようにとらえているのでしょうか。「せっかく来ても3分で終わってしまう」「血糖測定の記録表を持って行っても、見てもくれない」といった、費用だけではない思いが隠されているかもしれません。患者さんの1か月の努力を認め、その結果を治療に活かし、患者さんが通院の意義を見いだせる医療の提供が望まれます。

▶ 引用・参考文献 ◀

1）日本糖尿病学会. インスリン製剤 一覧表.（http://www.jds.or.jp/modules/important/index.php?page=article&storyid=25）. 2020年1月閲覧.
2）日本糖尿病教育・看護学会編. 糖尿病看護ベストプラクティス インスリン療法. 東京, 日本看護協会出版会, 2014, 216p.
3）古山景子ほか編. 糖尿病の患者さんによく聞かれる質問120. 瀬戸奈津子監修. 東京, 日本看護協会出版会, 2009, 248p.

（山口三恵子）

ダウンロードして患者に渡せる
糖尿病○×クイズ

糖尿病○×クイズのダウンロード方法

糖尿病○×クイズは、弊社 Web サイトよりダウンロードできます。
以下の手順にて本書専用 Web ページにアクセスしてください。

① メディカ出版ホームページ（https://www.medica.co.jp/）にアクセスし、
「メディカパスポート」にログインします。

＊ダウンロードには、メディカ出版公式 Web サイト会員「メディカパスポート」への登録が必要です。未登録の方は、先に「はじめての方へ / 新規登録」（無料）をクリックし、登録を行ってください。

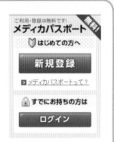

② 『新人スタッフ必携！ 糖尿病の病態生理・療養指導 Q & A80』の紹介ページ（https://www.medica.co.jp/catalog/book/8003）を開き、【糖尿病○×クイズのダウンロード】をクリックします。
（URL を入力していただくか、キーワード検索で商品名を検索し、本書紹介ページを開いてください）。

③ 「ファイルライブラリ」ページに移動します。「ロック解除キー入力」ボタンを押すと、ロック解除キーの入力画面が出ます。（ロック解除キーボタンはログイン時のみ表示されます）。
入力画面にロック解除キーを入力して、送信ボタンを押してください。「ロック解除キー入力」ボタンが「ダウンロード」に更新され、ダウンロードが可能になります。

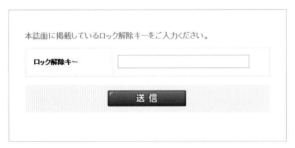

ロック解除キー（パスワード）
21Di02a20

※パスワードの有効期間は発行日より 3 年間です。有効期間終了後、本サービスは読者に通知なく休止もしくは終了する場合があります。

＊メディカパスポート ID・パスワードの、第三者への譲渡、売買、承継、貸与、開示、漏洩にはご注意ください。
＊ロック解除キーやデータの第三者への再配布、商用利用はできません（商用利用…販売を目的とする宣伝広告のため、ダイレクトメール・チラシ・カタログパンフレットなどの印刷物への利用）。データは研修ツール（講義資料・配布資料など）としてご利用いただけます。
＊雑誌や書籍、その他の媒体および学術論文に転載をご希望の場合は、当社まで別途お問い合わせください。
＊ダウンロードした資料をもとに作成・アレンジされた個々の制作物の正確性・内容につきましては、当社は一切責任を負いません。

WEB
ダウンロード

Q1～Q10　（以下のクイズに○か×で答えましょう）

解答欄

1 血液中の余分なブドウ糖は、肝臓でグリコーゲンとして蓄えられる。

2 インスリンは、膵臓のランゲルハンス島にあるα細胞で合成・分泌される。

3 糖尿病の三大合併症は「糖尿病神経障害」「糖尿病網膜症」「糖尿病性腎症」である。

4 インスリンの分泌には、食後急激に上昇する血糖値を抑えるために分泌される「追加分泌」と、1日中血糖値を上昇させるホルモンを抑えるために一定量で分泌されている「基礎分泌」がある。

5 インスリン抵抗性は、膵β細胞の破壊によって起こる。

6 2型糖尿病になる人は、家系内血縁者にしばしば糖尿病があり、肥満または肥満になったことがある場合が多い。

7 妊娠糖尿病の人は、出産後に糖代謝異常がいったん改善しても、将来糖尿病を発症するリスクが高い。

8 高血糖が長く続くと、体にいろいろな不具合が起こって生活の質が低下する。

9 糖尿病患者さんが低血糖になる理由は、血糖を下げる薬を使っているからなので、薬を減らせば低血糖にはならない。

10 体の具合が悪くて食べられないときは、食事量も少なくなるので、インスリン注射はやめるほうがよい。

解答欄

⑪ シックデイで嘔吐や下痢をしているときは、あまり水分をとらないほうがよい。

⑫ 体重減少の一因として、糖尿病の発症があげられる。

⑬ 傷の治りやすさに、糖尿病の有無は関係ない。

⑭ 感染症にかかると、血糖値は落ちつく傾向にある。

⑮ 適切な血糖値を保つためには、インスリンの作用だけでなく、GLUT4のはたらきも欠かせない。

⑯ 75g経口ブドウ糖負荷試験（OGTT）で一度でも糖尿病型になれば、糖尿病と診断される。

⑰ 合併症予防のための血糖コントロール目標はHbA1c 6.0％未満である。

⑱ 血糖値が高いとHbA1c、グリコアルブミン（GA）、1,5-AGのいずれも上昇する。

⑲ 貧血があると、かならずHbA1cは低くなる。

⑳ 糖尿病であれば、かならず尿糖が陽性となる。

Q21〜Q30 （以下のクイズに○か×で答えましょう）

解答欄

㉑ 尿ケトン体が陽性となるのは、インスリンの作用不足が原因である。

㉒ 1型糖尿病を診断する自己抗体は1種類しかない。

㉓ 尿中アルブミンや推算糸球体濾過量（eGFR）は、糖尿病性腎症に関する検査項目である。

㉔ 糖尿病網膜症の初期に自覚症状を生じることはまれである。

㉕ 治療によって糖尿病網膜症が改善したら、その後の定期通院は不要である。

㉖ 糖尿病網膜症が高度に進行した場合には、血管新生緑内障を生じる。

㉗ 糖尿病をコントロール不良のまま放っておくと、尿たんぱくが増えて硬化した糸球体が増加し、腎機能が低下する。

㉘ 微量アルブミンとは、血液中にわずかに存在するたんぱく質のことを指す。

㉙ 尿たんぱくが増えた糖尿病性腎症であっても、血糖コントロールさえよくすれば、その進行をほぼ止めることができる。

㉚ 高血糖状態ではポリオール代謝が亢進している。

第9章

糖尿病○×クイズ　ダウンロードして患者に渡せる

Q31〜Q40　（以下のクイズに○か×で答えましょう）

解答欄

㉛ 細胞内に蓄積するソルビトールという物質は、神経細胞を保護する。

㉜ プレガバリン（リリカ®）は有痛性神経障害の治療薬である。

㉝ 高血糖で意識を失う人がいるのは、脱水、ケトン体の産生が極度になるためである。

㉞ 糖尿病患者さんは大きな血管が詰まりやすいが、それは高血糖や脂質異常、高血圧などの影響で、動脈硬化が進行するためである。

㉟ 糖尿病患者さんが喫煙すると、糖尿病の合併症が早く進んだり、がんなどほかの病気の原因にもなる。

㊱ 糖尿病があると、三大合併症や動脈硬化症だけでなく、感染症、がん、認知症など、さまざまな病気をひき起こしやすくなる。

㊲ 高血圧の予防と治療の減塩の目標値は8.0g未満である。

㊳ 高血圧の改善のためには、野菜やくだものからナトリウムをとる。

㊴ 脂質の改善のためには、飽和脂肪酸を豊富に含む菓子パンを控える。

㊵ メタボリックシンドロームの人が糖尿病になりやすいのは、「インスリン分泌不全」があるためである。

Q41〜Q50 （以下のクイズに○か×で答えましょう）

解答欄

41 「血糖値が高い」といわれても、何も症状がない場合は、健康診断のみを受けていればよい。

42 糖尿病は治す病気ではなく、上手にコントロールして付き合っていく病気である。

43 血糖コントロールを良好にするためには、おやつを食べてはいけない。

44 血糖コントロールをよくするためには、できるだけ大きな目標を立てて取り組むとよい。

45 糖尿病患者さんが自分の足を見たり触れたりすることは、足切断の予防につながる。

46 水虫（白癬）は、かゆみがなくても継続して薬を塗ることが大切である。

47 足を清潔にするためには、垢がたまらないように、ナイロンタオルでゴシゴシ洗うとよい。

48 食事療法と運動療法をしっかり行えば、薬は飲む必要がない。

49 薬が変更されるのは、病状が悪くなっているからである。

50 インスリン分泌促進薬は、食事をしていても低血糖を起こすことがある。

第**9**章

糖尿病○×クイズ

ダウンロードして患者に渡せる

WEB
ダウンロード

Q51～Q60　（以下のクイズに○か×で答えましょう）

解答欄

51 α-グルコシダーゼ阻害薬とインスリン分泌促進薬の併用時に低血糖が起こった場合は、かならずブドウ糖を摂取する。

52 GLP-1受容体作動薬で吐き気など胃腸の症状が出たら、体に合わない兆候なので、すぐに中止する。

53 インスリン療法を行う患者さんの視力が落ちてきたら、拡大鏡や単位設定のクリック音を利用する。

54 食事がとれないときは飲み薬や注射をすべて中止するのでなく、あらかじめ主治医に確認しておいた方法で対処する。

55 インスリン注射を始めると、自分の膵臓がはたらかなくなり一生続けることになるので、なるべく先延ばしにするほうがよい。

56 インスリン注射を開始したら、食事療法や運動療法をやらなくてもよい。

57 インリン注射を1日4回打っている患者さんは、1日1回打っている患者さんに比べて糖尿病の状態が悪い。

58 高齢者でインスリン注射の打ち忘れが心配なときは、家族にサポートを依頼する。

59 風邪薬や頭痛薬、花粉症の薬と糖尿病薬を一緒に使っても、血糖コントロールに影響が出ることは絶対にない。

60 糖尿病の薬を使用している人は、絶対にお酒を飲んではいけない。

Q61〜Q70　（以下のクイズに○か×で答えましょう）

WEB
ダウンロード

解答欄

61 糖尿病の薬を始めてから、気分が悪くなったり動悸がしたりする場合は、低血糖の可能性があるので、医療者に相談する。

62 SMBGをすすめられたけどしたくない患者さんは、その思いを医療者に伝えるとよい。

63 糖尿病の食事療法では、基本的に食べてはいけないものはない。

64 「糖尿病によい食事」とは、指示されたエネルギー量を守ることである。

65 食後の急な血糖値の上昇を抑える工夫の一つとして、炭水化物を食事の最後に食べるという方法がある。

66 糖尿病性腎症の病期によっては、食事療法の栄養素のバランスを変更することがある。

67 外食をするときは、めん類や丼物を選ぶと血糖が上がりにくくなる。

68 減量する場合、まず現在の食事内容と量を知っておくと対策が立てやすい。

69 糖質制限によって低血糖や筋力低下、脂質異常症や合併症の悪化を招く場合がある。

70 「低カロリー」「カロリーオフ」と表示されている食品は、エネルギー（カロリー）が含まれていないため、たくさん食べることができる。

第9章
ダウンロードして患者に渡せる糖尿病○×クイズ

Q71〜Q80　（以下のクイズに○か×で答えましょう）

解答欄

71 油は炭水化物やたんぱく質と比べてエネルギー量（カロリー）が2倍以上ある。

72 特定保健用食品は国に認められた食品であるため、糖尿病患者さんも積極的に使用し、血糖を下げるために活用するとよい。

73 アルコール依存症には治療薬がある。

74 運動によって血糖値が低下するのは、運動のエネルギー源として、血液中のブドウ糖や脂肪酸の利用が促されるためである。

75 運動はかならず毎日しなくても、1週間に3〜5回、時間にすると週150分以上できれば血糖値に効果的である。

76 膝や腰の痛みがある患者さんであっても、自宅でできるストレッチや筋力トレーニングがある。

77 網膜症や腎症などの糖尿病合併症が出ても、それまで行っていた運動は続けたほうがよい。

78 フラッシュグルコース測定機能を持つ血糖自己測定器（FreeStyle リブレ®）を使用すれば、血糖測定は不要になる。

79 インスリン注射の針は、毎回交換しなければならない。

80 インスリン製剤ではカートリッジ製剤やバイオシミラー製剤、経口薬ではジェネリック医薬品に変更すると、より医療費が安価になる。

解答

Q1～Q10

① ◯　② ✕　③ ◯　④ ◯　⑤ ✕　⑥ ◯　⑦ ◯　⑧ ◯　⑨ ✕　⑩ ✕

Q11～Q20

⑪ ✕　⑫ ◯　⑬ ✕　⑭ ✕　⑮ ◯　⑯ ✕　⑰ ✕　⑱ ✕　⑲ ✕　⑳ ✕

16の解説 糖尿病型を2回、あるいは糖尿病型1回と慢性高血糖の症状が確認されないと、糖尿病とは診断されません。

17の解説「合併症予防のための目標」はHbA1c 7.0%未満です。「血糖正常化を目指す際の目標」（適切な食事療法や運動療法だけで達成可能な場合、または薬物療法中でも低血糖の副作用なく達成可能な場合の目標）が、HbA1c 6.0%未満です。

18の解説 血糖値が上昇し尿糖の排泄量が増えると、1,5-AGは低下します。

19の解説 貧血の種類によっては、HbA1cが高くなる場合もあります。

Q21～Q30

㉑ ◯　㉒ ✕　㉓ ◯　㉔ ◯　㉕ ✕　㉖ ◯　㉗ ◯　㉘ ✕　㉙ ✕　㉚ ◯

Q31～Q40

㉛ ✕　㉜ ◯　㉝ ◯　㉞ ◯　㉟ ◯　㊱ ◯　㊲ ✕　㊳ ✕　㊴ ◯　㊵ ✕

第 **9** 章

ダウンロードして患者に渡せる 糖尿病◯✕クイズ

Q41〜Q50

㊶× ㊷○ ㊸× ㊹× ㊺○ ㊻○ ㊼× ㊽× ㊾× ㊿○

41の解説 高血糖があると、症状がないうちに合併症が進行することがあります。高血糖を指摘されたら、血糖コントロール指標である血糖値、HbA1cなどの検査を定期的に受けることとと、合併症の有無を調べるための眼科受診が必要です。

43の解説 まったく食べてはいけないわけではありません。しかし、間食は血糖コントロールを乱す原因になることがあります。食べすぎはよくないのですが、エネルギー量や糖質の少ない食品を選んだり、「食後のデザートとして食べる」など食べるタイミングを考えたりするとよいでしょう。

Q51〜Q60

(51)○ (52)× (53)○ (54)○ (55)× (56)× (57)× (58)○ (59)× (60)×

59の解説 問題ないことが多いのですが,「絶対に大丈夫」とはいえません。薬の成分によっては、糖尿病薬の効果を強めたり弱めたりする場合があるので、受診している医療機関の医師や薬局の薬剤師にお薬手帳を提示し、相談する必要があります。

60の解説 絶対に飲酒してはいけないわけではありません。人によっては、適切な摂取量の範囲内での飲酒が容認されます。ただし、低血糖をきたすことに留意する必要があります。

Q61〜Q70

(61)○ (62)○ (63)○ (64)× (65)○ (66)○ (67)× (68)○ (69)○ (70)×

61の解説 異変を感じたら、低血糖が起こっていないか医療者に確認します。低血糖が起こる薬剤を使用しているかどうか、また服薬、食事、活動などのタイミングについて一緒に考えます。

Q71〜Q80

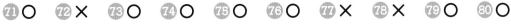

⑦ ○ 　**⑫ ×** 　**⑬ ○** 　**⑭ ○** 　**⑮ ○** 　**⑯ ○** 　**⑰ ×** 　**⑱ ×** 　**⑲ ○** 　**⑳ ○**

71の解説　1g 当たりのエネルギー量は、油は 9kcal、炭水化物とたんぱく質は 4kcal です。

72の解説　特定保健用食品は、健康な人が疾患になりにくくなるためのものです。すでに病気を発症している人に対しては、医薬品が必要となります。

73の解説　アルコール依存症の治療薬には抗酒薬（嫌酒薬）、断酒補助薬、飲酒量低減薬の 3 種類があります。抗酒薬は、糖尿病患者さんではアルコール性低血糖が起こる危険があるため、慎重投与となっています。

74の解説　運動の急性効果として、筋によるブドウ糖や脂肪酸の利用促進が起こり血糖値が低下します。

75の解説　これまでの研究では、細切れでも週に通算 150 分以上の運動を行うと減量や血糖コントロールに効果的であるといわれています。

76の解説　痛みがあるときは、まず担当の医師へどのような運動なら可能かを確認しましょう。歩行以外にも「寝転んで片脚を上げる」「ボールを太腿で挟む体操」など、自宅でできる運動があります。

77の解説　糖尿病の合併症がある場合は、その状態によって運動の内容を変える必要があります。運動療法は、その都度医師に相談して有効に進めていきましょう。

79の解説　使用後の針は体液や血液が付着して内腔が詰まり、針先が変形するため、交換せずに再使用すると注射時の痛みや出血の原因になります。

第**9**章

ダウンロードして患者に渡せる

糖尿病○×クイズ

INDEX 索引

本書は、小社刊行の雑誌『糖尿病ケア』14巻10号（2017年10号）特集「カンタン1ページ解説で病態生理がわかる 糖尿病患者の体のフシギQ＆A40」および14巻11号（2017年11号）特集「カンタン1ページ解説で患者指導のお悩み解決！ 糖尿病治療とケアのギモンQ＆A40」に加筆・修正し単行本化したものです。

糖尿病ケア別冊

新人スタッフ必携！ 糖尿病の病態生理・療養指導Q＆A80
－ Webでダウンロードして糖尿病教室で使える患者向け○×クイズつき

2020年3月10日　第1版第1刷

編　集	朝倉 俊成／水野 美華
発行者	長谷川 素美
発行所	株式会社メディカ出版
	〒532-8588
	大阪市淀川区宮原3－4－30
	ニッセイ新大阪ビル16F
	https://www.medica.co.jp/
編集担当	富園千夏／川瀬真由／西川雅子
編集協力	髙島美穂
装　幀	神原宏一
組　版	イポルブデザインワーク
イラスト	中村恵子
印刷・製本	株式会社廣済堂

ISBN978-4-8404-7197-8　　　　　　　　　　　　　　　　Printed and bound in Japan

当社出版物に関する各種お問い合わせ先（受付時間：平日9：00〜17：00）
●編集内容については、編集局 06-6398-5048
●ご注文・不良品（乱丁・落丁）については、お客様センター 0120-276-591
●付属のCD-ROM、DVD、ダウンロードの動作不具合などについては、デジタル助っ人サービス 0120-276-592